教養としての健康情報

「それ」本当に信じていいですか？

市川衛

はじめに

・胃がんX線検診で「陽性」でも、99％は問題ない（P.61）

・がんで死ぬ人は、実は減り続けている（P.70）

・1日6時間睡眠を続けると、徹夜明けなみにパフォーマンスが衰える（P.116）

これらの情報、ご存じでしたか？

私は2016年からYahoo!ニュース個人のオーサーとして、医療・健康情報に関する記事を執筆しています。右に挙げた3つの内容は、公開後に大きな話題となり、たくさんのアクセスをいただいたものです。

驚いたのは、その主な読者層が30〜40代だったことです。

ビジネス世代に広がる「医療・健康」への意識

これまでは医療や健康のニュースといえば、「高齢者が読むもの」という常識がありました。しかし、いまやその状況は過去のもの。書店に行けば、「最強の●●」「××大学の奇跡のメソッド」といった題名の、ビジネス世代向け健康書籍が平積みにされています。

ネットやSNSの発達、そしてスマートフォンの普及によって、通勤時間や仕事・家事の合間に医療や健康の情報に簡単にアクセスできるようになりました。専門のサイトを使えば、世界の最先端の論文を無料で閲覧することもできます。

ほんの数年前には想像もできなかったほどに、医療や健康に関する情報は身近なものになりつつあります。

こうした情報を上手に活かして「仕事のパフォーマンス向上」や「ダイエットに成功」したというられしい声も耳にします。さらに、家族の健康管理や高齢のご両親の介護のために有効活用している人も少なくありません。

根拠に基づかない医療・健康情報も増えている

しかし一方で、根拠に基づかない情報が拡散し、広く読まれるケースも増えてきました。2016年には、DeNAが運営する医療情報サイト「WELQ（ウェルク）」が根拠に基づかない情報を出したとして謝罪、サイトの閉鎖に追い込まれたことをご記憶の方もいるかもしれません。

もし、誤った医療・健康情報を信じて、SNSでつながった会社の上司や取引先にお披露目してしまったら……、信頼を損ねてしまうリスクもありますよね。

さらに、医薬品やサプリの中には、効き目とともに副作用も無視できないものがあります。誤った情報を真に受けて実践してしまえば、時間や金銭の無駄になるだけではなく、健康上の不利益を被ってしまう危険性もあります。

「健康情報リテラシー」はビジネスマンに必須の「生き抜く力」

筆者は、そんな時代に生きる私たちにとって身につけるべき新たな「教養」として、**「健康情報リテラシー」**を提案したいと考えています。

わかりやすくいえば、あふれる医療・健康情報を「見極める目」です。

①インフルエンザが流行しているとき、マスクをしたほうが予防できるのか？（P.17）
②ネットで拡散した「ウコンは二日酔いに効かない」という情報は本当か？（P.26）
③お酒を飲むと記憶力が良くなる、というのは本当か？（P.32）

結論は①△②×③○。「え、お酒を飲むと記憶力が良くなるなんてウソでしょ？」と思った方、実はこれ、過去のさまざまな実験で実証されている有名な効果なんです。もちろんお酒の飲みすぎをすすめるものではないのですが、そのあたりの詳細は本文をお読みください。

「医療・健康情報を見分ける力をつける」なんて言われると、専門家ではない自分にはムリ！　と思えてしまいますよね。でもご安心ください。ある情報に接したとき、それがなんとなく「信じられそう」なのか「疑わしい」のかを見分けるには、いくつかのポイントさえ押さえておけば難しいことではありません。

もう10年以上、医療・健康系の取材を続け、国内外の多くの情報に目を通してきた経験からいえることは、次の一言に尽きます。

本当に「役に立つ」医療・健康情報は思った以上に「シンプル」

本書は、忙しくて時間のないビジネスマンやビジネスウーマンにとって、通勤電車の中などで気軽に中断しながら読み進められることを重視して書きました。

仕事や家庭で急に健康の情報が必要になったとき、そしてお酒の席などでちょっと話題になったときなどに役立つ事例が盛りだくさんになるよう心がけています。

そうした事例の中に、「健康情報リテラシー」を養ううえで大切なポイントについて、できるだけわかりやすく盛り込んでみました。

どうか本当に軽い気持ちで、この先を読んでみてください。

フムフムと読み進めていくうちに、いつのまにか、今後、一生にわたって役立つ「教養としての健康情報リテラシー」が身についているはずです。

※本書の内容は、２０１９年１月時点の知見をもとに執筆されています。

目次

第2章 健康の「数字」を読み解く
～知らないと誤解する！ 医療・健康データの意外な真実～

第3章　病気予防の新常識　気になる病気の最新情報を知る
〜「生活習慣病」「認知症」「腰痛」〜

第4章　SNS時代の医療・健康情報との付き合い方
～健康情報デマの拡散に加担せず役立てるコツは？～

第5章 「教養」としての健康情報リテラシー
～プロの目の付けどころ、教えます～

第1章

健康情報は「誤解」だらけ？

〜身近な健康情報の真偽を読み解くポイント〜

日々の仕事や生活のパフォーマンスを最大限に保つために必要な健康管理。ところが、よくいわれる健康の噂には、意外な「誤解」があるものも少なくありません。ここでは身近な風邪や、お酒にまつわる情報をもとに、健康情報を見極めるポイントについてお伝えします。

風邪予防にうがい薬は使わないほうがよいって本当？

独特の色と香りを持つ、ヨード入りのうがい薬。風邪のときに悩まされるノドの痛みの原因となる、「細菌」や「ウイルス」をうがい薬で殺菌・消毒すると効果がありそうです。ところが、そんなイメージを覆す結果を京都大学などの研究グループが発表しています。

「うがい薬を使わずに、水でうがいをしたほうが風邪を予防できる」というのです。

そもそも、ある薬や治療法に「効果がある」かどうかを調べるためには、どうすればよいでしょうか？　すぐに思いつくのは「その治療法を、対象になる病気の患者さん100人に利用してもらい、後日、治ったかどうかを調べる」というようなやり方です。

とてもわかりやすい方法ですが、十分ではありません。私たちは、たとえそれが単なる小麦粉だとしても、例えばお医者さんから「これは効く薬ですよ」と言われて飲むと、本当に効果が表れる場合があるからです。これは**プラセボ（偽薬）効果**と呼ばれています。

そこで、薬の効果を調べる際に行われているのが「比較試験」という方法です。研究の参加者を「治療をする人」と「しない人」など、いくつかのグループに分けて分析し、結果を比べます。こうすることで、プラセボ効果や思い込み、さらには自然治癒の影響を減らすわけです。

医療や健康分野で新しい研究を報じるニュースをよく気を付けて見てみると、「○○と比較した場合」というような表現で、比較試験であることを示しているものがあります。そのような言及がない場合と比べると、より信頼性が高そうな情報だと考えてよいかもしれません。

冒頭でご紹介した京都大学の研究グループは、387人のボランティアを1日3回「水でうがいする」「ヨード入りのうがい薬でうがいする」「特にうがいをしない」という3つのグループに分け、2ヵ月間に風邪を発症するかどうか調べました。

その結果、「特にうがいをしない」場合、1ヵ月当たりの風邪の発症率は100人中26

人程度だったのに対し、「水でうがいする」グループは17人。4割ほど減りました。

ところが「ヨード入りのうがい薬でうがいする」グループは100人中24人ほどが風邪をひき、「うがいをしない」場合と比べて統計的に意味があるような差は見られませんでした。

なぜ「水」でうがいをしたほうがよいのか？

なぜ、水でうがいをすると風邪が減ったのに、うがい薬では効果が表れなかったのでしょうか？　京都大学の川村孝教授は、この研究を紹介するプレゼンテーションの中で、因果関係は不明としながらも次のように述べています。

「（私たちの口の中にある）正常な細菌叢、これもヨード液によって根こそぎやっつけてしまいます。そのため、口の中は丸裸の状態になってしまって、かえって感染に弱くなったのかもしれません」

良かれと思ってうがい薬を使うと、ノドや口の中に本来ある正常な細菌もダメージを受けるので、差し引きで効果が失われてしまうのかもしれない、と考えられるようです。まだ詳しいメカニズムは不明なものの、**風邪を防ぎたくてうがいをするなら、「1日3回、水でうがいをする」**と覚えておくと、役に立ちそうです。

結論

信頼性の高い「比較試験」の結果からすると、うがい薬は使わずに「水」でうがいをしたほうがよさそう

インフルエンザ「マスクをすれば予防できる」は本当？

風邪やインフルエンザを防ぐ手立てとして、思い浮かぶのがマスクの着用です。病気の原因となるウイルスなどをマスクで防げば、予防に役立ちそうに思います。

ところが最近、「インフルエンザ予防にマスクは推奨されない」とする新聞記事が話題になりました。

インフル予防にマスクは「推奨していない」厚生労働省（産経新聞2018年1月26日）
「マスクをすることは『感染拡大を防ぐのに有効だが、自分を守る手段としては推奨していない』（同省担当者）」という。

インフルエンザにかかった人がマスクをすると、家族や周囲の人に感染を広げない効果は期待できます。しかし、**健康な人がマスクをつけたからといって、感染は防げないかもしれない**、というのです。では、実際のところはどうなのでしょうか？

まず、日本やイギリスなどで国が推奨している予防対策を調べてみると、健康な人がインフルエンザにかからないための対策として「ワクチンの接種」「手洗い」「人で混雑するところを避ける」などがある一方で、「マスクの着用」は「一つの防御策」としての記述はあるものの、**明確に推奨されてはいません**でした。

このように、一般的に体に良さそうと思われていることでも、研究で明らかなメリットが示されていなかったり、無視できないデメリットがあったりするケースがあり、国や国

マスクによるインフルエンザ予防効果

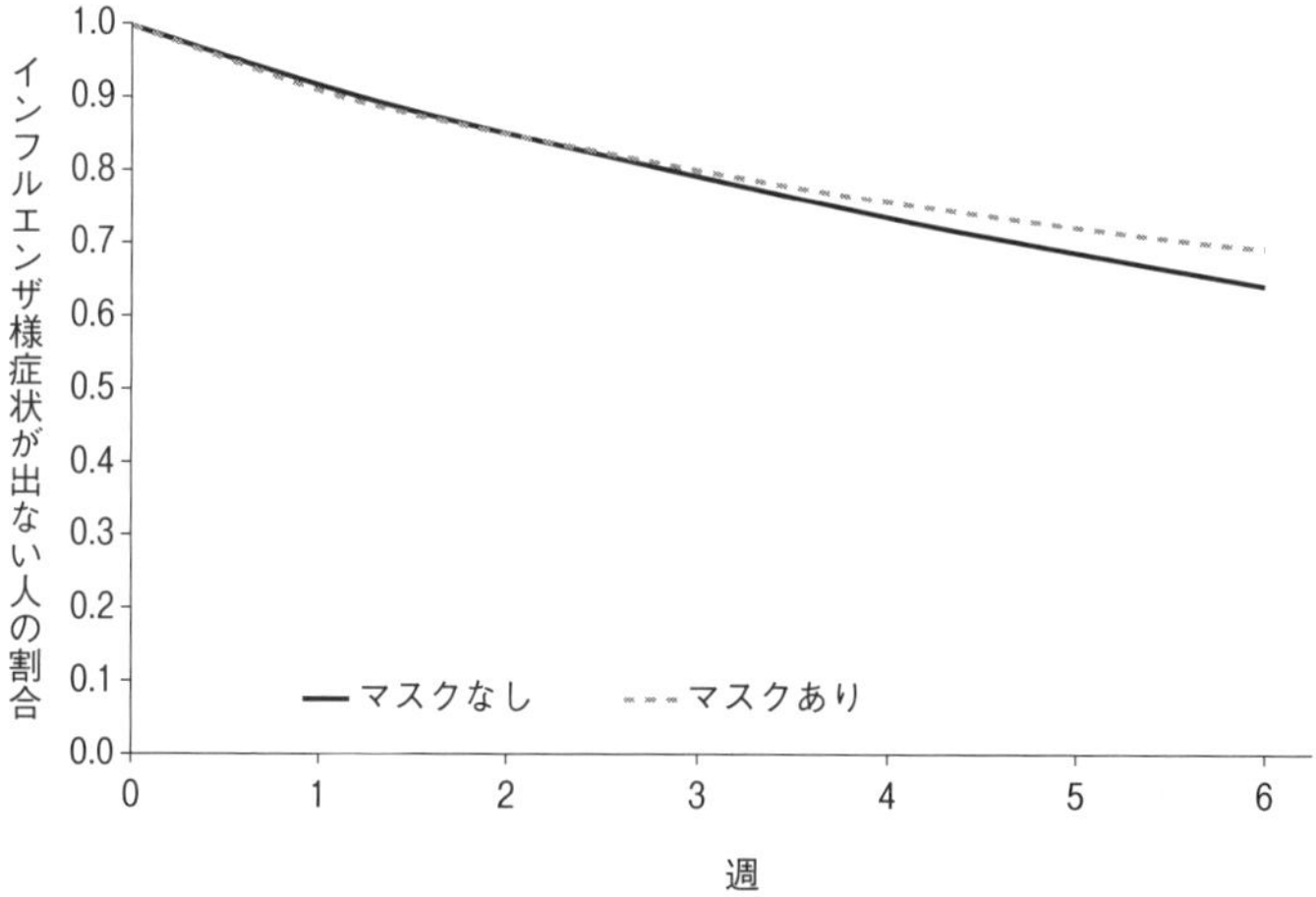

Aiello AE et al.（2010）

立の研究機関（国立がん研究センターなど）によって推奨されていないことも少なくないのです。

マスクでは本当に防げないのか？

では実際のところ、マスクの予防効果はどれほどなのでしょうか？

2010年発表の研究です。米ミシガン大学では、大学の寮で集団生活をする学生を対象に、マスクによるインフルエンザの予防効果を調べました。

学生1297人を「何もしない」「マスクをする」といったグループに分け、冬の間にインフルエンザのような症状を起こす人がどのくらい出るか調べたところ、「何もしない」人に比べ、「マスクをする」人では**わずかに発症が減る**ことがわかりました（P.19参照）。

ただし研究では、対象者に「マスクは1日1枚で使い捨てる」「食事などで外す場合は袋に入れる」などのお願いをしていました。長時間使い続けると、マスク自体がウイルスに汚染されかねないからです。

また、着用時に肌との間に隙間ができてしまうと意味がなくなりますので、サイズの合ったものを説明書どおりに着用することも必要になります。

結論として、マスクに予防としての効果がないわけではなさそうですが、こまめに替えたりする手間も考えると、まずは**「ワクチンの接種」や「手洗い」などの対策を心がけるのがおすすめ**です。予防のためのマスクは、そのうえでの「追加の選択肢」と頭に入れておくのがよさそうです。

繰り返しになりますが、**風邪やインフルエンザにかかった「あと」の対策としては、マスクは有効**です。咳やくしゃみで家族や周囲の人に感染を広げないために、マスクの着用や咳エチケットはぜひ、心がけてください。

結論
マスクの予防効果はないわけではなさそうだが、まずは「ワクチンの接種」「手洗い」などの対策を優先すべき

「風邪にビタミンC」は効果がある？

風邪をひいてしまったら、「ビタミンCをたくさんとると良い」とよくいわれます。でも、ビタミンCはあくまでも栄養素の一つであり、有効性や安全性が確かめられた医薬品ではありません。本当に効果があるのでしょうか？

こうした健康情報を見極める際におすすめなのが、「コクラン」という、国際的なプロジェクトの評価です。「風邪とビタミンC」のような、本当なの？　どうなの？　という疑問に対し、過去に世界中で出された論文を集め、なかでも質の高いものだけを厳選して総合的に評価（レビュー）しています。

ビタミンCをとると、風邪の期間が短くなるかもしれない

「風邪とビタミンC」の場合、世界中の論文を検討した結果、風邪のときにビタミンCを通常の2倍以上（1日200mg以上）とるような生活をすると、成人で「8％ほど早めに治る」可能性が示されました。**3日間で治る風邪の場合、6時間くらい早めに治る**ということです。そのためにわざわざビタミンCをとるかどうかは人それぞれかもしれませんが、ちゃんと早めに治る可能性が示されているというのはうれしい情報ですよね。

ビタミンCで風邪は防げるのか？

もうひとつ気になるのが、ビタミンCの予防効果。すなわち、風邪を防ぐことはできるのか？　ということです。この点については、「コクラン」のレビューによると、**ほとんど効果がない**ようです。

ただし、マラソン走者やスキーヤーなど「大きな肉体的ストレスを、短期間に受ける」

場合は多くとると、風邪の発症を半分程度に減らせることがわかりました。

というわけで、現段階の研究からは**「冬場にマラソンなど激しい運動をするような人は、風邪を防ぐために有効かもしれない」**ということがいえそうです。ビタミンCが豊富な野菜や果物などを、意識してとるようにしてもよいかもしれません。

ご紹介した「コクラン」のレビュー結果は、左記のサイトで公開されています。英語が主ですが、和訳されたものも多く公開されています。ご興味ある方はサイトにある検索ボックスから調べることができるので、気になる健康ワードを試しに入れてみてください。

https://www.cochrane.org/ja/evidence

結論

「風邪をひいたときのビタミンC」には意味がありそう。

予防効果は原則、期待できない

花粉症の救世主？鼻にワセリンは本当に効くの？

冬の終わりから春先にかけて、シーズンを迎える花粉症。最近、ツイッターなどSNSで「外出時に鼻の中に、ワセリンを塗ると症状が軽くなる」と話題になっています。

花粉症は、鼻の粘膜などに花粉が付着して起きるわけですから、確かにワセリンで花粉をシャットアウトしてしまえばよさそう。本当に、効果があるのでしょうか？

さきほどご紹介した「コクラン」では、この内容に関するレビューはありませんでした。そこで、日本の厚生労働省や各国の政府が推奨している内容を見てみると……、ありました。

世界的に評価の高い、イギリスの国民保健サービス（NHS）が推奨している予防内容に、次の記載があったのです。

鼻の穴のまわりにワセリンを塗り付けて、花粉が入るのを防ぎましょう（和訳筆者）。

実際、どのくらい効果があるのでしょうか？

２０１３年に中国の研究グループが行った研究です。さきほど「うがい薬」の項目でご紹介した「比較試験」を使って効果を調べました。

花粉症によるアレルギー性鼻炎と診断された患者さん30人を２つのグループに分け、一方には治療用のクリーム（ワセリンと同じ成分を含む）が、一方には偽のクリーム（見た目は似ているが、別の成分が入っている）が渡されました。

30日後、治療用クリームを使ったグループは、**鼻炎の症状が大幅に改善**したのに対し、偽のクリームを使ったグループはほとんど改善しませんでした。

以上から推測されるのは、ワセリンに含まれる成分は花粉を吸着しやすい性質があり、**鼻の内部への侵入を防ぐことで、症状を軽くしてくれるのではないか？**ということです。

ちょっと「本当かな？」と思ってしまう情報でも、きちんと調べてみると研究によって成果が実証されているケースも少なくありません。第一印象に惑わされずに、データを確認することの意義を改めて感じます。

結論
ワセリンを鼻の内側（穴の入り口に近い部分）に塗り付ける。花粉症の自分でできる対策として、試してみてもよさそう

「ウコンは二日酔いに効かない」は本当？

2017年、ツイッターなどSNSを中心に、次の記事が話題になりました。

健康食品「ウコン」（ターメリック）**には薬効はないことが判明**（GIGAZINE 2017年1月30日）

「黄色い見た目が特徴的な『ターメリック』、またの名を『ウコン』は、日本では二日酔いに効くとされ、本場インドでは傷薬や虫刺され、ひいては『ガンに効く』とまで言われています。カレーの原料としても知られるウコンは民間療法にも用いられる万能プレイヤーとして認識されているのですが、実は医学的な効能は認められていません」

ウコンは「ターメリック」という名前でスパイスとしても販売されています。カレーなどの料理に使われる一方、インドの伝統医学においては薬草としても用いられています。日本ではアルコールを飲む前にとると二日酔いが防げると人気があり、ドリンク剤や錠剤も販売されています。

もし記事の題名からイメージされるように、ウコンにそうした効果が存在しないとしたら残念な気もします。内容を読むと、２０１７年に発表された次の論文をもとに書かれているようです。実際に読んでみました。

The Essential Medicinal Chemistry of Curcumin

（クルクミンの医薬品化学の要点）

「食品の影響」＝「単一の栄養成分の影響」ではない

読んでわかったことを、ざっくりまとめます。

1．この論文は、ウコンの効果について調べたものではない
2．ウコンの有効成分とされるクルクミンは、薬として使うには問題がありそう

論文は、ウコンに含まれる「クルクミン」という成分について調べたものでした。「クルクミン」はウコンの特徴的な黄色のもとになっている成分であり、報道などでは、代表的な有効成分とされることが多いようです。

ただし、ウコンはクルクミンだけでできているわけではありません。クルクミンの量は、ウコン全体の5％未満。すなわち、95％以上はほかの成分でできています。

この論文はクルクミンのみについて調べたものですので、期待されるような効果があろうがなかろうが、**それをもってウコンに効果があるともないともいえない**ことになります。もしクルクミンだけでは二日酔いの予防につながらないとしても、他の成分と相互に作用することで効果が初めて発揮されるかもしれないですし、ウコンに含まれる別の成分に意味があるのかもしれないからです。

クルクミンは「万能薬」ではなさそう

では論文のテーマである「クルクミン」に関して、何がわかったのでしょうか？

実はクルクミンはさまざまな病を癒す「万能薬」になりうるのではないか？　として、世界中で研究が行われてきました。試験管内で培養した細胞にクルクミンを加えてみると、がん細胞の成長を抑えたり、アルツハイマー病の原因とされている物質の毒性を妨げたりするような効果が見られたからです。

ところが近年、実際に人間にクルクミンを摂取してもらうと、試験管や動物での実験で期待されたような効果がなかなか出ない……、ということがわかってきました。

例えば2012年には、アルツハイマー病への効果を調べるために、平均年齢74歳の高齢者におよそ半年間、クルクミンを大量に摂取してもらう研究が行われました。そして半年後、クルクミンを含まない別の薬剤（偽薬）を飲んだ人と認知機能テストの点数などを比較したところ、効果は見られませんでした。

論文では、クルクミンは口から飲んでも腸で吸収されず、体内に取り込まれにくい性質があることや、さまざまな試薬と反応しやすい性質があり、あたかも高い効果があるかのような「見せかけ」の実験結果が生まれやすいのではないか？　と指摘しています。

食品の「効果」を見積もる難しさ

このニュースに関しては、2つの教訓を得ることができます。

まず、**食品と医薬品やサプリメントはまったく違うもの**だということです。医薬品やサプリメントは、基本的に単一の有効成分が含まれています。そのため、○○の医薬品を飲む人では、血圧が下がる人が多い、という因果関係を語ることが比較的容易です。

一方で食品には、さまざまな成分が含まれているうえ、調理法など結果に影響を与える要素がたくさんあります。のちほどワイン（P.66）の項でもお伝えしますが、ある食品をたくさんとっている人に病気が少なかったからといって、それがその食品そのものの影響なのか、そうした食品をとるようなライフスタイルも含めた影響なのかもわかりません。

「○○という単一の食品は××に効く」という情報はよく目にしますが、その見極めはかなり注意する必要がありそうです。

もう一つの教訓は、動物や試験管での研究を、人間に当てはめることは難しいということです。試験管の細胞には効いたけれど、食品として摂取すると吸収できなかったり、ものすごい大量にとらないと意味がなかったりすることもあります。

例えばクルクミンの場合、アルツハイマー病への効果を調べた研究では、実験に参加した人にクルクミンを4g含む錠剤を飲んでもらって初めて、血液から成分がわずかでも検出されました。

ちなみに日本で一般的に販売されているウコンのドリンク剤に含まれるクルクミンは30mg（0・03g）ですので、この研究が正しいとすると、いっぺんに100本以上飲まなければ、体内にクルクミンが吸収されない可能性があるということになります（もちろん、絶対におすすめできません）。

だとすると、気になるのは実際にウコン自体について効果がある、ないを示した研究はないのか？　ということを……今回調べたところ、信頼に足る方法でそれを検討した研究を見つけられませんでした。

結論

ウコンに効果があるともないともまだわかっていない。
単一の食品の健康効果について伝える情報は、一度疑ってみるのが大事

お酒を飲むと「記憶力が良くなる」は本当？

お酒を飲むと脳の働きが衰えます。なので、もの忘れも増えそうですよね。

ところが2017年、**「お酒を飲むと記憶力が上がる」**とする論文が出て話題になりました。実はこの現象、過去の研究で何度も実証されている、有名なものなんです。

実験に参加したのは、18～53歳の88人。ふだん、お付き合い程度にお酒をたしなんでいる人たちです。参加者は、2つのグループに分けられ、同じ単語や画像などを覚えるよう指示されました。

その後、片方は好きなだけお酒を飲んだのち、飲んだ直後と次の日の朝の計2回、覚えた単語や画像を思い出すテストを受けました。また一方は「お酒を飲まない」よう指示され、同じ時間にテストを受けました。おなじみの「比較試験」を行ったわけです。

すると、飲んだ「直後」のテストでは、お酒を飲まない人の成績が良かったのですが、翌朝の結果は逆転しました。お酒を飲んだ人の成績が上回ったのです。

さらに詳しく調べると、**テストの前にお酒をたくさん飲んだ人ほど、翌朝の成績が良くなる**傾向がみられました。

なぜ「飲む」と記憶テストが改善したのか？

意外な結果が生まれた背景には、私たちの記憶の仕組みがあります。

目や耳から入ってきた情報は、まず**「短期記憶」**として一時的に保存されます。これは、いわば「選別所」だと思ってください。脳に入ってくる情報は膨大で、すべて記憶していると無駄が多いので、いったん貯蔵して選別するのです。

そして一部だけが**「長期記憶」**として定着します。長期記憶にならなかった情報は忘れられてしまいます。

アルコールを飲むと、当たり前ですが脳の働きが衰えます。酔っぱらうと、周りの声が聞き取りにくくなったり、周囲の細かな変化に気が付けなくなったりしますよね。逆に言えば、脳に入ってくる情報の量そのものが減るわけです。要は、「選別所」に届く情報が少なくなるということです。

新たに届く情報が少なくなると、その時点ですでに選別所にあった情報（短期記憶）は、捨て去られにくくなります。つまり、**飲む直前に覚えた内容が、長期記憶として定着しやすくなる**と考えられるのです。

じゃあ、資格試験の前などに、勉強してからお酒飲めばよさそう！　なんて思ってしまいそうですが、それはおすすめできません。

今回の研究でアルコールにより得られた成績の向上は、点数にするとほんのわずかなものでした。一方でアルコールを飲みすぎると、長期的には記憶など認知機能を低下させることがわかっています。わずかな効果の可能性を過大視して「アルコールは飲んだほうがいいんだ！」と考えるのは間違いです。

今回の結果から学ぶべきは、**「イヤなことをお酒で忘れようとするのは逆効果」**ということかもしれません。失恋やひどく落ち込んだときなど、ついついお酒に頼ってしまいたくなりますが、そのときはつらい気持ちが忘れられたように感じても、翌朝はイヤな記憶が定着してしまっている……なんて結果になるかも。

結論

アルコールを飲むと、その直前の情報が長期記憶となる可能性がある。どうせお酒を飲むなら、楽しいことがあった後のほうがオススメ

【おことわり】

本項は、飲酒をすすめるものではありません。

過量の飲酒はアルコール依存症につながり、脳にダメージを与えることがわかっています。厚生労働省による飲酒のガイドラインでは「適度な飲酒」について、1日平均純アルコールで約20g程度（ビール中ビン1本くらい）としています。

脳が喜ぶ！「ほめて伸ばす」2つのポイント

「ほめて伸ばす」という言葉があります。

「ほめるとやる気が出て、成長する」という意味にとらえられることが多いのですが、実は「ほめる」ことは本当に**脳の構造を変え、より良い成長につながる可能性がある**ことが確かめられました。

２０１０年、脳卒中の後遺症を抱える患者さん１８０人余りを対象に、アメリカや日本などの国際研究グループが調べた研究です。歩行を改善するためのリハビリを行ったあとに「ほめられた」患者さんは「ほめられなかった」場合より、**歩く速度が25％以上速くなる**ことがわかりました。

研究リーダーのブルース・ドブキンＵＣＬＡ教授によれば、最新のリハビリ器具や医薬品を使っても、これほどの効果を上げるのは容易ではないのだそうです。

歩く速度は、日常生活の質に大きく関係します。例えば横断歩道を信号が変わらないうちに渡れるかどうかによって、外出のハードルは大きく変わります。ただ「ほめる」だけで、なぜこれほどの改善があったのでしょうか？

注目されているのは、脳の**「報酬系」**と呼ばれているシステムです。わかりやすくその役割を説明すれば、**「何らかの欲求が満たされたときに活性化し、その個体に『気持ちいい』感覚を与えること」**です。

例えばノドが渇いて仕方がないときに冷たい水を飲むと、頭の中を「気持ちいい！」感覚が駆け巡りますよね。このとき、報酬系が活性化してドーパミンという物質を放出していると考えられています。

実は最近の研究で、脳には**「ドーパミンが得やすいように、自らの構造を変えていく」**性質があることがわかってきました。速く歩けたときに「ほめられる」と、報酬系からドーパミンが放出されます。脳は、それを得るために、もっと速く歩けるように自身の構造を変えようとします。その結果、必要な神経回路が強化され、より歩きやすくなる……。あくまでも仮説ですが、こんなメカニズムが推測されます。

「ほめる」効果を最大化する2つのポイントとは

では、どのように「ほめる」と、より効果を得られるのか。脳科学の研究者に取材すると、そのポイントとして次の2点が見えてきました。

①「具体的」に「すかさず」ほめる

歩くリハビリであれば、かかった時間を計測し「すごいですね！　昨日より0・5秒速くなっていますよ」などと「具体的」に「すかさず」ほめる。専門的には「条件付け」といいますが、これを心がけることで、脳の構造の変化を目指す方向に起こしやすくなるということです。

②目標は「低く」する

最初から高い目標を掲げると、達成に時間がかかり、ほめる間隔もそれだけ空いてしまいます。そこで、最初は「低い」目標から始めて達成感を得られるようにし、段階的にハードルを上げていくことが重要なのだそうです。

ブルース・ドブキン教授は、次のように述べています。

「脳はいつも、ほめられたがっているのです。
これは脳が自らをより良いものとするために、国籍や人種、文化にかかわらず備わっている基本的なシステムです。
だからこそ、周囲の助けが必要です。その人の成長を見つめ、より良い方向に行ったときにそれを気付き、ほめてくれる人が、必要なのです」

結論
「ほめる」ことは、脳のより良い成長を促す効果がある可能性。
「具体的に・すかさず」ほめて、目標は「低く」する

「年をとると記憶力が衰える」は誤解だった？

「年をとると、物忘れが増える」なんて聞くと、確かに！　と頷かれる方が多いのではないでしょうか。

だいたい40歳くらいになると、以前より人の名前を覚えられなくなった……というお悩みを持つ人が増えるようです。でもそれは勘違いかもしれません。最近の研究では**「年をとっても覚える力はそれほど衰えない」**ことを示す証拠が明らかになっています。

米タフツ大学の研究グループは、18〜22歳の若者と60〜74歳の年配者を集めて次のテストを行いました。

「年をとると、どれだけ記憶力が衰えるかを調べます」と伝え、たくさんの単語が書かれたリストを見せます。その後、別の単語リストを見せ、その中に、前のリストと同じものがあるかを言い当ててもらうというものです。

正答率は、若者グループは48%、年配者グループは29%。思ったとおりじゃないか！と言いたくなってしまいますが、面白いのはここからです。

研究者たちは別に、「記憶力テスト」ではなく**「言語能力を調べるテスト」と伝えてテストを受けてもらいました。**内容はまったく同じなのに、結果は……、若者49%、年配者50%。なんと、差がなくなったのです。

研究グループは**「年をとると記憶力が衰える」という思い込みが、自分の記憶が正しいかどうかの自信をなくす要因の一つになっている**と指摘しています。

そう言われても「えー、実際に、人の顔や名前がぜんぜん覚えられなくなったけどなぁ」という方もいるでしょう。そんな方は、次のページのグラフをご覧ください。いろいろな年代の人に単語を覚えてもらうテストをした実験の結果です。80代になるとさすがに

記憶力テスト（年代別）の結果

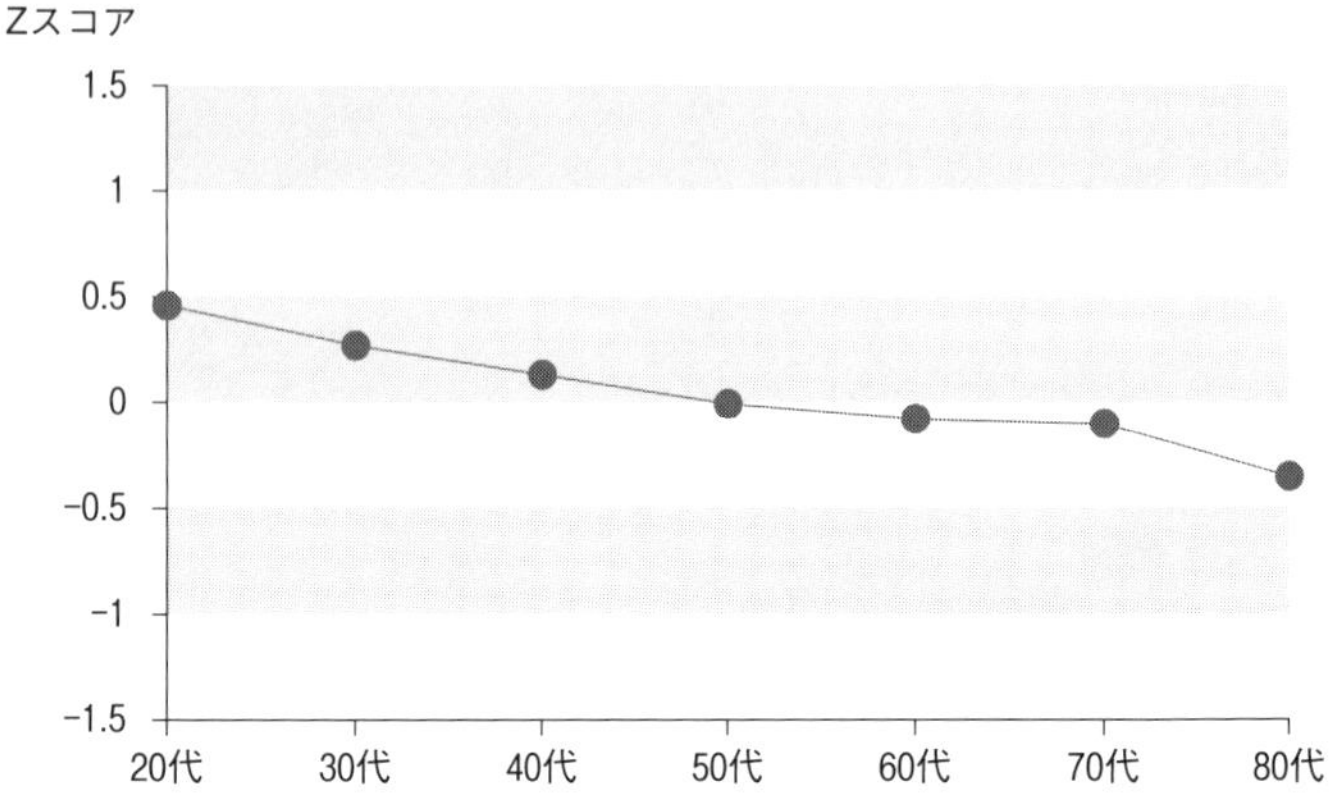

Park DC et al. Psychol Aging (2002)

点数が落ちますが、70代までは、20代と比べてもそれほど変化がないことがわかります。

ではなぜ、年をとると記憶力が衰えると感じてしまうのでしょうか？　一つの原因は、**脳に蓄積された情報の量**だと考えられます。

年をとり人生経験を積み重ねていくと、脳に蓄積されている情報量は膨大なものになっていきます。いわば図書館に、たくさんの蔵書がある状態です。

誰かの名前など特定の情報を思い出そうとしたとき、蔵書が大量にある書棚から、「どの本に書いてあるのか？」を探そうとしているシーンをイメージしてください。探し出すのに時間がかかったり、結局、探し出せなかったりするのは自然なことですよね。

なお冒頭のタフツ大学のテストは、ある単語のリストを覚えた後、別のリストを見せられ、覚えた単語が入っているかどうかを答えるものでした。

いわば「○○の本に書いてあるよ！」というヒントを与えられたわけですから、蔵書がたくさんあっても情報を見つけ出しやすくなります。そのため、加齢の影響が抑えられたと考えられるのです。

久しぶりに会う人の名前が思い出せなくても、「頭文字は〝す〟」などと言われると「鈴木さん！」とぱっと出てくることがありますよね。これも同じ理屈です。

「思い出す」力を高める方法は

では、ヒントなしでも思い出す力を高めることはできないのか？　最近の研究で、**覚えるときに、頭に映像を「イメージ」するとよい**ことがわかってきました。

例えば人の名前を覚える際に、関連する映像（市川であれば、「市場」と「川」の映像）をイメージします。加えて、その人の身体的な特徴とリンクさせると効果的です（名前が「長田さん」で背が高い人だったら、長～い田んぼの映像など）。

過去のさまざまな実験で、これをするだけで、次に会ったときに名前が自然と頭に浮かびやすくなることがわかっています。

その他にも、スーパーに買い物に行く前に**「売り場で自分が買うべきものを手に取っているところ」をイメージすれば、買い忘れを防ぐ効果が期待できます。**

覚える際に映像をイメージすると、脳のＡＣＣ（前帯状皮質）という場所が活性化し、情報を思い出しやすく整理してくれることがわかってきました。

さきほどの図書館の例えで言えば、情報が書き込まれた本に「ふせん」が貼られるようなことです。脳はそれを手がかりにすることで、情報が探しやすくなるわけです。

従来は「年をとると、記憶力は衰える」ものだと考えられていました。しかし最新の研究で、**加齢による影響は思いのほか少ないこと、そして、加齢による影響を減らす方法もある**ことがわかってきました。

何かを度忘れしたり、うっかりミスをしてしまったりしたとき、「年をとったから」とあきらめるのではなく、「せっかくだからこれを機会に、脳をフル活用できるよう工夫してみるか!」と前向きに考えることが、脳を元気に保つ「新たな常識」になっていくのかもしれません。

結論

年をとっても「覚える力」はそれほど衰えない。「思い出す」力を高める工夫をすることが大切

まとめ

身近な医療・健康情報を見極める
そのデータは「人間」か？「比較」しているか？「論文」か？

第1章ではウォーミングアップとして、身近な事例について取り上げました。その中で触れたように、医療・健康情報を見極めるために、いくつか重要なポイントがあります。

まずおすすめは、**厚生労働省や国の研究機関**（**国立がん研究センターなど**）**が出している一般向け情報を確認する**こと。本文でもご紹介した「コクラン」のレビューを見てみるのも良い方法です。

こうした情報は、各国のさまざまな研究を専門家が検討したうえで出されているものがほとんどですので、信頼度は高いものがあります。

それができない（国などの情報が見つからない、「コクラン」に載っていないなど）場合はまず、「どんな研究を根拠にしているか」が言及されているかを確かめます。言及のないものは、信頼度はかなり低くなります。

言及があった場合は、次の3点に注意してチェックしてみてください。

①「人間」を対象にしている研究かどうか（動物実験ではないか）
②「比較試験」であるかどうか
③「論文」として発表されているかどうか

動物や細胞を対象にした研究では、まだそれが、私たち人間に本当に役立つかどうかは何とも言えません（それが「iPS細胞」とか「免疫療法」とか、いかにも最先端っぽい名前がついていてもです！）。

「人間」を対象にした「比較試験」を根拠として示しているかどうか？　その点に気を付けるだけでも、アヤしい医療・健康情報に惑わされる危険性を減らすことができます。

③の「論文として発表されているかどうか」ということも、信頼度の高い情報を見分ける大きなポイントです。その点については、最終章「プロの目の付けどころ」で改めて。

第2章

健康の「数字」を読み解く

~知らないと誤解する！　医療・健康データの意外な真実~

インフルエンザやはしかなどの感染症の流行や、
がんの患者数など、ニュースでよく見る医療や健康のデータ。
ちょっとした読み解き方を知っているかどうかで、
その「見え方」は１８０度変わります。
この章では知っておけば一生役立つ、
健康データの読み解き方をお伝えします。

流行の報道が繰り返される「はしか」は、実は激減している

テレビや新聞などで、定期的にはしか（麻疹）の流行が報道されています。

はしかは、はしかウイルスによって広がる感染症です。はしかウイルスは感染力がとても強く、マスクや手洗いを心がけても防げない場合もあり、幼児や高齢者などでは命に関わることもあります。

２０１６年9月には、海外旅行ではしかに感染したとみられる人をきっかけに、流行が広がったことが立て続けに報道されました。

例えば産経新聞は２０１５年に1年間で報告されたはしかの患者数は35人だったのに対し、**「直近の１週間で30人近く報告されている」**と報道しています。

「１週間で１年分の患者が出ている」と聞くと、これは大変！　という思いにさせられますよね。

麻しん累積報告数の推移　2009〜2015年（第1〜53週）

Cumulative measles cases by week, 2009-2015 week 1-53 based on diagnosed week as of January 7, 2016

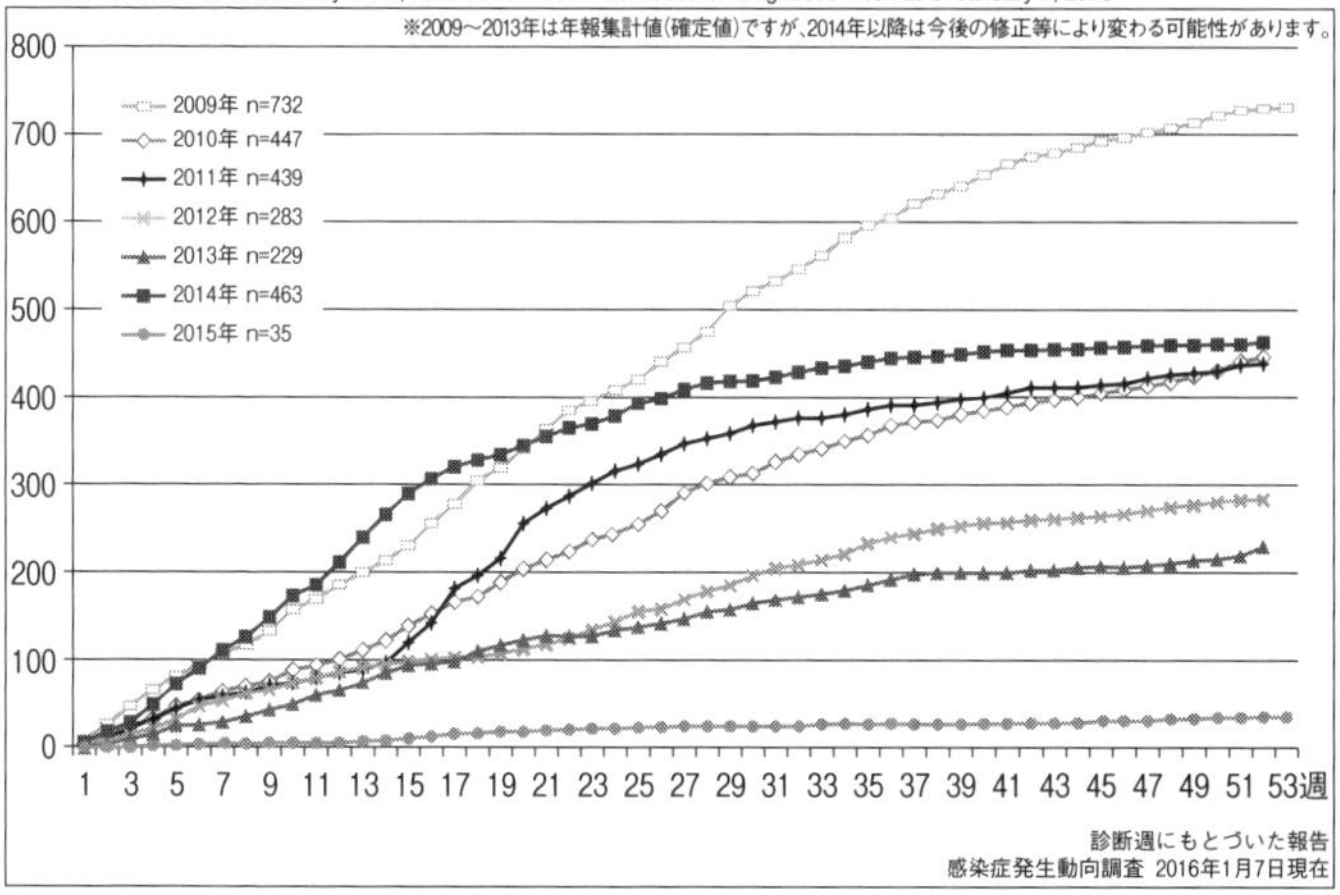

でも、記事に記載されているのは前年（2015年）のデータだけです。そのほかの年はどうだったのでしょうか？

国立感染症研究所は、ホームページで毎年のはしかの感染者数の推移をまとめたグラフを公開しています。2009年から2015年の患者数の推移をまとめたグラフを見ると一目瞭然。**2015年は、特に患者が少なかった年だった**ことがわかります。

確かに2015年の患者数は35人ですが、その他の年は、年間に200人から400人、多い年は700人以上の感染が報告されています。

こう見ると、２０１６年に起きた「週に30人近くの患者」という事態はもちろん注意すべきものではありますが、例年と比べて「すごく異常」ともいえないのではないか？　と思えてきます。

ちなみに、２０１６年9月の流行は報道の後、まもなく収束し、最終的な年間の患者数は１６５人でした。5年ほどの期間で考えれば、「少ない」ともいえる年だったわけです。

つまり、医療や健康のデータを適切に理解するには、**「ある程度の期間の数字を並べて比較する」**ことが大切だといえそうです。

ではさらに、期間を広げて見てみると、どんなことがわかるでしょうか？

20年前の患者数はケタ違い

過去の論文によれば、２００１年のはしかの患者数は、年間で**28・6万人**と推計されています。**２０１６年の１７００倍以上**です。

そしておよそ10年前の２００８年にも、患者数は1万人を超える数を記録しました（２００７年までは定点報告数からの推計、２００８年以降は全数報告）。

つまり、**日本のはしかの患者数は、この20年ほどの間に劇的に減少している**ことがわかります。定期的に報道される流行のニュースから受ける印象とは少し、違いますね。

なぜ、患者数が劇的に減ったのか。最大の要因は、はしかワクチンです。

日本では1966年にはしかワクチンが導入され、1978年から定期接種になりましたが、なかなかワクチン接種率は上がりませんでした。

そうしているうちに、2001年の、年間30万人近い患者を出す大流行が発生。その反省から、国や医師会などによりワクチン接種率向上を目指すキャンペーンが進められました。

「はしかワクチンの接種は、1歳になったら1回、小学校入学前の1年間にもう1回」といったスローガンのもと、国をあげて接種率向上キャンペーンが行われた結果、近年になって、はしかの患者を大幅に減らすことに成功したのです。

もうはしかは、心配しなくてもいいの？

もちろん、はしかを「まったく気にしなくていい」というわけではありません。日本では抑え込むことに成功したはしかですが、まだ海外には感染が広がっている国もあります。冒頭で触れた２０１６年も、海外に渡航した人が現地で感染して広がったと考えられています。

はしかの感染力は非常に強く、マスクや手洗いなどで防ぐことはできません。何より重要なのは、はしかワクチンを接種することです。

はしかワクチンは非常に有効性の高いものですが、２回接種することで確実な免疫がつくといわれています。

いま30代〜40代前半の人（私も！）は、ワクチンを接種する機会が1回だけだった人が多くいます。子どものころワクチンを打っていても、免疫が低下しているかもしれません。

私も先日、病院を受診して検査したところ、はしかの抗体価は高かったのですが、風疹の抗体価は低いことがわかり、２回目の接種を行いました。ＭＲワクチンを接種すれば「はしか」だけでなく「風疹」の免疫もつけることができます。

一方で、定期的な報道を心配しすぎることも問題です。ワクチンはすぐに生産することができず、年間を通じての予想需要をもとにして計画的に作られています。

報道が出たことで多くの人がパニック的にワクチンを求めると、本当に必要な乳幼児がワクチンを受けたいときに不足する可能性もあります。重要なのは、報道云々が出たときに焦るのではなく、平時にこそ必要に応じて、検査を受けたり、ワクチンを打っておくということです（すでにはしかに感染した経験がある人や、2回接種を済ませている人は打つ必要はありません）。

年間で30万人近い患者が出る「はしか大国」にまた戻らないためにも、私たち一人一人が「医療や健康のデータの見方」について少しでも知識を持ち、適切な対策をとることが求められているのかもしれません。

結論

はしかの患者は、ワクチンのおかげで20年前に比べ劇的に減っている。
接種率が低い世代の人は、平時にこそ積極的に検査や接種を受けるのがオススメ

「海外でおたふくかぜ流行」を心配する意味がない「悲しい理由」とは

前の項では「はしか（麻疹）」について取り上げましたが、同じようなイメージのある感染症の「おたふくかぜ（流行性耳下腺炎・ムンプス）」に関して、はしかとはまったく違うかたちの「誤解」が広がったことがありました。

２０１８年６月、ツイッターなどＳＮＳで「おたふくかぜがハワイで流行している」と話題になりました。

きっかけは、ハワイの現地メディアが**「ハワイ州でのおたふくかぜの患者数は年に10人程度なのに、この１年ほどの患者は、およそ１００倍の１０００人に達した」**と報じたことです。

このニュースが、ツイッターなどＳＮＳを通じて拡散し、ハワイ旅行を計画する人からの不安の声や、ハワイから日本への流行の広がりを危惧する声が広がりました。

おたふくかぜはムンプスウイルスによる感染症で、おもに唾液を介して感染が広がります。

発症すると発熱やのどの痛みなどが起きるほか、耳の下にある「耳下腺」がはれることがあり、その様子が「おたふく」に似ていることからその名前が付けられています(はれないこともあります)。

ほとんどの場合は数週間で治りますが、まれに(約0・01〜0・5%)、後遺症として難聴(耳が聞こえにくくなる)を引き起こすことがあります。

このおたふくかぜが通常の「100倍」に増えていると聞くと、夏休みにハワイ旅行なんてとんでもないと思えてきます。流行がおさまるまで、ハワイに行くのは避けておいたほうがよいのでしょうか?

しかし実際のデータを見てみると、話はそんな単純なものではないことがわかります。実はそもそも**日本は、世界有数の「おたふくかぜ大国」**だからです。

おたふくかぜの年間報告数

WHO vaccine-preventable diseases: monitoring system. 2018 global summaryより筆者作成

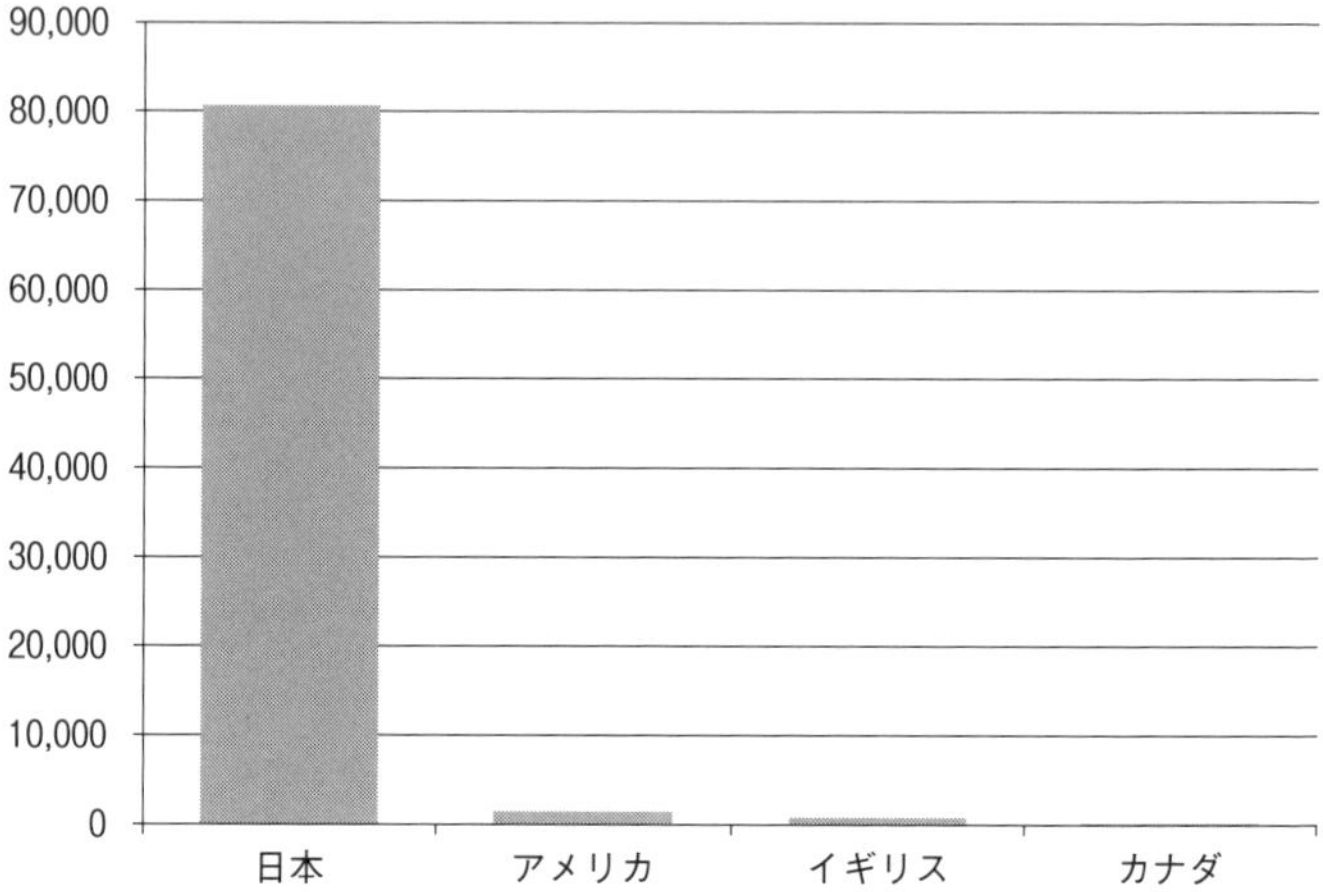

日本は世界有数の「おたふくかぜ大国」

ＷＨＯ（世界保健機関）が公開しているデータベースから、おたふくかぜの報告数の国際比較が可能な最新データ（２０１５年）を見てみます。

例えばアメリカの場合、年間の報告数は１３０８人です。他の先進国では、例えばイギリスでは１００８人、カナダはかなり少なくて65人となっています。

では日本は。なんと**ケタ違いに多い、８万１０４６人です**。アメリカと比較すると、日本は人口が半分以下にもかかわらず、報告数は60倍以上にのぼっています。
グラフにしてみると、日本がいかに多いかがわかります。

ここ数十年の間、日本では**数年ごとにおたふくかぜの「大流行」が起き続けています。**

このように定期的な流行が繰り返されているのは、日本を含む東アジア地域の一部を除けば、アフリカ諸国（エジプト、リビア以外）に限られています。

ワクチンが定期接種化していない日本

なぜ、日本は「おたふくかぜ大国」なのでしょうか？　その原因は、**ワクチンの接種率の低さ**にあります。以前、おたふくかぜは世界中で見られる病気でしたが、ワクチンが開発され接種が広がった結果、世界的におたふくかぜの発生件数は激減しました。

しかし日本では、おたふくかぜワクチンは任意接種（希望者が各自で受ける）となっており、医療機関によっても異なりますが5000〜8000円程度の費用を自己負担しなければ受けられません（自治体ごとに独自の補助がある場合もあります）。

そのため、接種率は30～40％程度に留まっています。

今回のハワイのニュースをきっかけに多くの人が「おたふくかぜ」について興味を持ち、ワクチンを接種しようとする人が増えることには意義があります。

しかし一方で（日本がそもそも多いという後ろ向きな理由なのが残念ですが）、「おたふくかぜが流行っているからハワイに行くなんてとんでもない」と気にしすぎたり、「日本でも流行が起きるかも」と心配したりする意義は少ないのかもしれません。

日本では、おたふくかぜの重症化によって年間で５０００人ほどが入院しているとする調査もあります。その中心は、５歳前後の幼児です。２０１８年のＮＨＫの連続テレビ小説『半分、青い。』のヒロイン鈴愛《すずめ》のように、ムンプス難聴といって、聴力を失うような後遺症を抱えてしまうケースも少なくありません。

「はしか」も「おたふくかぜ」も、定期的に流行がニュースになります。それを見てみると、「似たような病気であり、状況も変わらない」ように感じられてしまいます。

でも、ある程度の期間のデータを見たり、国際的な数値と比較してみたりすることで、それぞれのニュースが示す「意味」はまったく違ってくるんです。

結論
日本は世界的に異例な「おたふくかぜ大国」。その原因はワクチン接種率が低いこと

がん検診「陽性」でも、99％は異常なしって本当？

がん検診を、受けたことはありますか？

国が推奨するがん検診のひとつに、「胃X線検査」があります。バリウム（造影剤）を飲んで胃をレントゲン装置で調べ、がんがないか調べるものです。

もし、胃にがんがある場合、この胃X線検査によって90％は発見できるとされています。このことは、専門的に「感度90％」と表現されます。いっぽうで、がんがない人でも、10％は陽性になります。

さて質問です。あなたが胃X線検査で陽性になった場合、本当にがんがある確率は何％でしょうか？

「感度90％」なんて聞くと、陽性になったらほとんど「がん確定」のような気がしますよね。でも実際には、**本当にがんがある人は100人に1人にすぎません。**割合にすれば、ほんの1％程度にすぎないのです。

「90％を見抜ける検査」のはずなのに？

どういうことなの？　と思われたかもしれません。カラクリは単純で、「**がんになる人は、そんなにいない**」からです。

例えば胃がんであれば、新しくがんが見つかる人は、毎年10万人に140人くらいです（2014年・男性）。胃X線検査は、本当にがんがある人のうち90％を見つけることができますから、もし10万人が胃がん検診を受けると、140人×0・9＝126人くらいが見つかる計算になります。

一方でこの検査では、がんではない人も10％が「陽性」とされます。つまり胃がん検診を10万人が受けると、およそ1万人が「陽性」となります。

陽性になった1万人ほどの人のうち、本当にがんである人は126人。つまり1％ほどしかいないことになります。

知って得する　がん検診の「考え方」

以上の説明を聞いても、ピンとこないという人も多いかもしれません。

とにかく覚えておくべきは、**「がん検診で陽性になっても、本当にがんがあるのはごくわずか」**ということです。

そもそも自治体などで行われているがん検診（対策型検診）の目的は、「アヤしい人」を見つけて、内視鏡検査などの精密検査を受けてもらうことです。

精密検査をすると、がんがあるかどうかを高い精度で調べることができますが、時間的にも金銭的にも負担がかかります。だから、最初は網を大きく広げて「アヤしい人」を見つけ、その後、精密に検査する戦略をとっているのです。

つまり、がん検診を受けて「陽性」の通知が届いたとき、「がんがあるに違いない！」と思って強いストレスを感じたり、その逆で「どうせ大丈夫だから精密検査を受けないでもよい」と思ったりするのは、どちらも大きな間違いです。

むしろ役に立つのは**「陽性だ！　良かった！」**という考えかもしれません。

なぜなら、がんの精密検査を人間ドックなどで希望して受ける場合は基本的に全額自己負担になりますが、例えば胃X線検診や大腸がん検診など、自治体が行う検診で疑いが指摘されれば、保険が適用され3割程度の負担で済みます。しかも、万が一がんが見つかれば、治療を受けることで命が助かるかもしれません。それってすごいメリットですよね。

そして、覚えておいていただきたいもう一つのポイント。

それは「感度」にごまかされてはいけないということです。

記事やパンフレットなどに「感度90％の最新がん検査法」などと書いてあると、すごい技術のような気がして、高額でも利用したくなりますよね。

でもここまで書いてきたとおり、がん検診の場合、**「どれだけ見つけるか」と同時に**

「どれだけ『本当は異常のない』人を陽性としないか」がすごく重要だったりします。国立がん研究センター「がん情報サービス」のサイトには、「がん検診について」というページがあり、科学的根拠に基づいて推奨されるがん検診や対象年齢などがまとめられています。

身近な「がん検診」。でも、その内容や狙いについて、よく知らないでいると上手に活用することができません。自分や家族の命に関わることです。ちょっとでも興味を持ち、確かな情報を得ておくかどうかが、いざというときに大きな違いを生みます。

結論

がん検診「陽性」でも本当にがんがあるのはごくわずか。
「陽性だ、良かった！」と考えて精密検査を受けるのがオススメ

「赤ワインで認知症が5分の1になる」のは本当？

ネットで「ワイン　認知症」と検索すると、「ワインでアルツハイマー型認知症を予防」「赤ワインの認知症予防効果」などの言葉が並びます。

おいしいワインを飲んでいれば、認知症が予防できる。うれしい情報ですが、そもそもなぜワインが注目されるようになったのでしょうか？

調べてみたところ、きっかけになった研究を見つけました。1997年にフランスのボルドー大学が発表した論文です。

舞台となったのは、フランスのとある地方。まず、この地方に住む65歳以上の3777人に協力をお願いし、どんな生活をしているかを聞くアンケートに答えてもらいます。開始時点で、この中には認知症の人が一人もいないことを確かめました。

3年後、同じ人たちを対象にもう一度調査します。ふたたび協力が得られた2273人

ワインの消費量と認知症のなりやすさ

ワインを飲む量	人数	オッズ比	95%信頼区間
飲まない	971	1	
少し飲む	922	0.81	0.50-1.30
中くらい飲む	318	0.19	0.05-0.66
たくさん飲む	62	0.31	0.04-2.42

表は「Orgogozo JM et al. Rev Neurol.（1997）」をもとに筆者作成

※少し飲む…1日グラス1～2杯
※中くらい…1日グラス3～4杯
※たくさん…1日グラス5杯以上

を調べたところ、認知症になった人が見つかりました。

研究チームはそこで、「認知症になった人とならなかった人の生活習慣には、どんな違いがあったのか？」を分析。その結果、「ワインを飲む習慣」が浮かび上がってきました。

注目していただきたいのは、上の表の「オッズ比」という欄です。ある事柄の「起こりやすさ」を表す数値で、今回は認知症の起きやすさ（なりやすさ）を示しています。この表では、ワインを飲まない人の認知症のなりやすさを「1」としています。

表で、グレーで示した部分をご覧く

ださい。これは、ワインを中くらい（1日グラス3～4杯）飲む人の認知症のなりやすさです。なんと0・19、まったく飲まない人に比べて、とても認知症になりにくかったというのです。

ワインと食生活の関係

これほどの証拠があるのだから、お酒はすべてワインに変更！　飲めない人でも、薬と思って飲んだほうがよいのでしょうか？

結論からいえば、「NO」です。少なくとも「5分の1になる」とはいえません。

なぜなのか。実は最近の研究で、ワインを適度に飲む習慣がある人は、健康的な食生活をしているケースが多いことがわかってきました。

オリーブオイルを使った野菜豊富な料理や、たんぱく質を多く含むチーズには、ワインがとてもよく合いますよね。要は、**健康的な食生活のほうが重要であり、それを心がけている人がたまたまワインを飲んでいた可能性もある**ということです。

一方で、ワインを含むアルコールを飲みすぎる暮らしを続けていると、認知症の危険が逆に高まってしまうこともわかってきました。

以上から現在では、ワインと認知症の関係については、**「ワインを含むアルコールを適度に楽しむような生活習慣には、認知症のリスクを減らす効果がありそうだ」**と考えられるようになってきています。

つまりワインで認知症予防を目指すなら、単にワインを飲むだけではなく、「サラダとチーズをつまみに適度にワインを傾け、家族や友人とゆっくり会話を楽しむ」みたいなライフスタイル自体を取り入れたほうがよさそうだ、ということ。

なお、ワイン以外のお酒でも「適度に楽しむ暮らし」をしている人は、認知症になりにくい可能性を示した研究もあります。

結論

ワインそのものではなく、「ワインを楽しむような生活」に意味がある可能性。無理して飲むのではなく、楽しんで生活に取り入れるのがオススメ

がんで死ぬ人は、実は減り続けている

「日本では、がんで亡くなる人が増え続けている」という言葉をよく聞きますね。たびたび、メディアの報道でも取り上げられることがあります。

例えば以下は、2014年の週刊現代に掲載された記事の一部です。

「米国で1年間にがんで死ぬ人は、約57・5万人。日本人は約36・5万人だが、人口10万人当たりで換算すると、日本人の死亡数は米国の約1・6倍にもなっている。意外なことだが、日本は先進国であるにもかかわらず、がんが原因で亡くなる人が増え続ける唯一の国。日本が『がん大国』である『本当の理由』はここにある」

日本が「がん大国」というのが本当なら、大変なことです。実際はどうなのでしょうか？　まず、厚生労働省の「人口動態統計」のデータから、がんによる死亡者数の変化をグラフにしてみます。

（死亡者数）

がん死亡者の数の変化

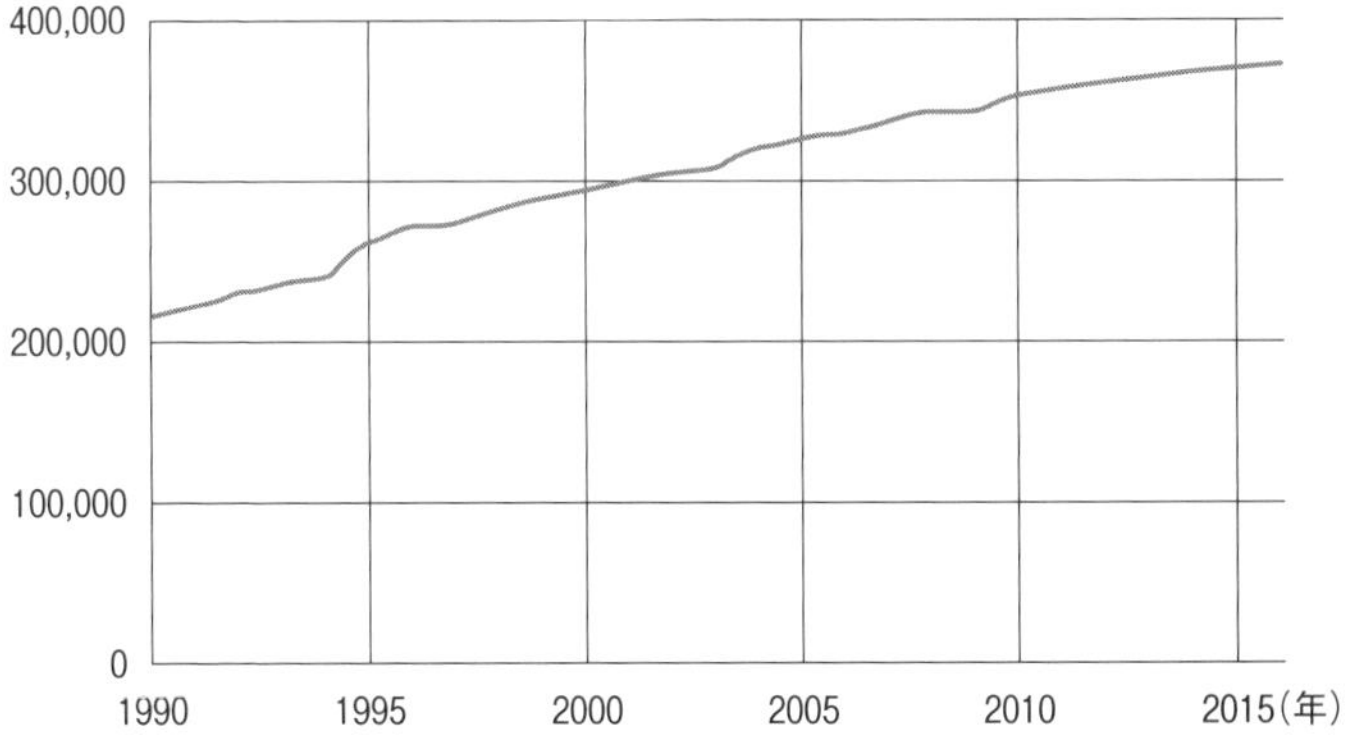

人口動態統計より

１９９０年のデータでは、がんで亡くなる人は年間21万人ほどでした。その後20年以上にわたって**右肩上がりに増え続け、２０１５年には37万人を超えています。**

なるほど、やっぱり日本は「がん大国」。日本のがん対策は、うまくいっていないいんじゃないか？　と思ってしまいますね。

高齢化の影響は？
年齢で調整してみる

でも、ここでちょっと考えてみてください。

がんは、年齢を重ねるごとに増えます。お年寄りになればなるほど、がん

がんの死亡率（年間）

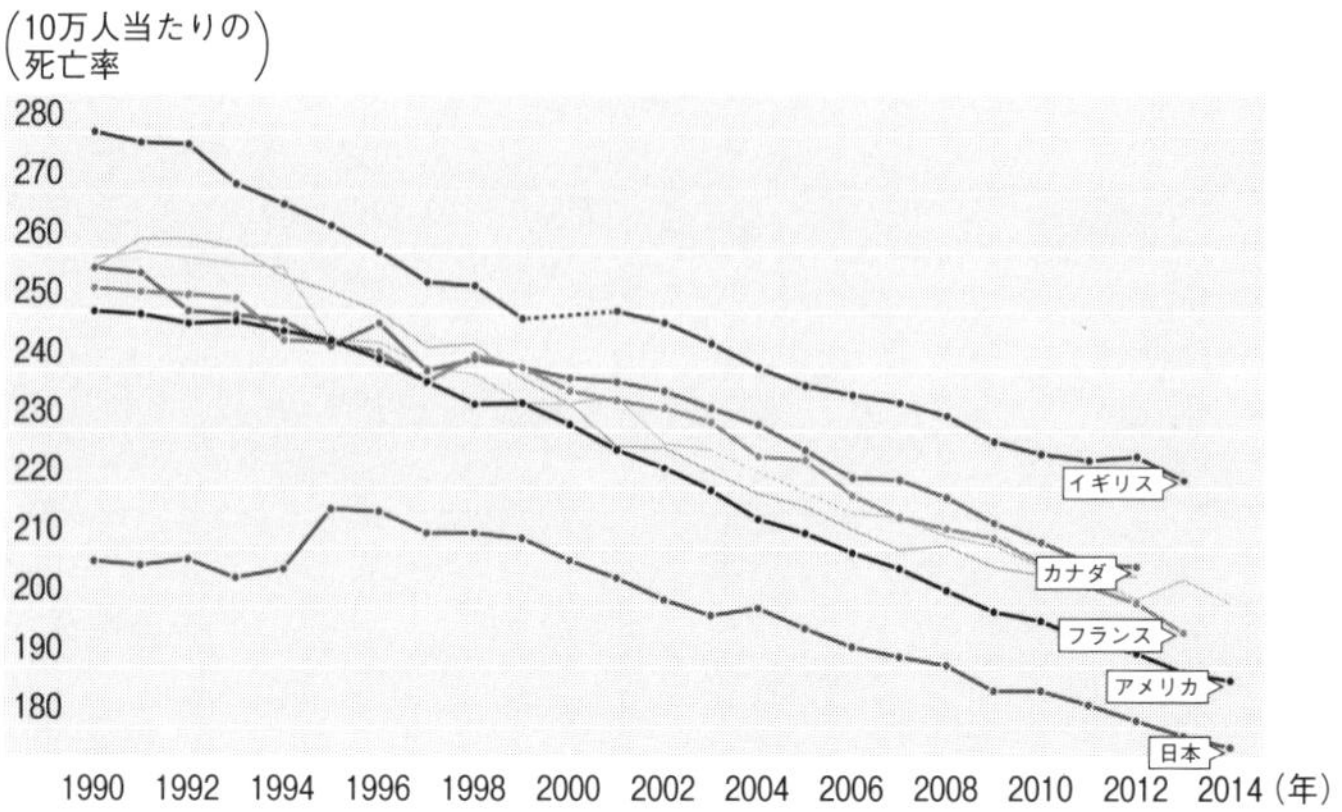

OECD Health status: Deaths from cancer

になる人は増え、それに伴い、亡くなる人も増えていきます。これは、いわば人間の「宿命」と呼ぶべきもの。そしてご存じのとおり、日本はいま高齢化が急速に進んでいるわけですから、以前と比べてがんで亡くなる人が増えるのは自然なことです。

でも、もしも**日本と同じくらい高齢化が進んでいる国があったとして、がんで亡くなる人が日本より大幅に少なかったとしたら問題**ですよね。日本におけるがんの予防対策に問題があったり、治療体制に何らかの欠陥があったりする可能性があるからです。

がんで亡くなる人が、減り続ける日本

　そこで、年齢による影響を調整したうえで、海外のデータと比較してみます。比べる相手は、日本と社会状況が近いアメリカやイギリスなどG7（先進7ヵ国）の国々です。さきほどの日本の死亡数と同じように、ここ30年ほどの変化を比べてみます（P.72グラフ参照）。

　縦軸が死亡率です。下に行けば行くほど死亡率が低いことを示します。

　日本のデータは、というと……一番下の線です。一貫して、主要先進国の中でもっとも低いことがわかります。1990年からの変化を見ていくと、1995年に一度上昇しますが、その後は減り続けています。

　なぜ減っているのかは一概には言えませんが、医療技術の進歩や衛生状態の改善（胃がんの原因となるピロリ菌保有者の減少）などが関わっていると考えられます。

　高齢化の影響を除くと、実は**「日本ではがんで亡くなる人は減り続けているし、他の先進国と比べて多いわけではない」**のです。

日本は世界的に見て、高齢化が進んでいるという特殊事情があります。そのため、医療や健康の分野で海外と比較をしようとする場合、「高齢化」の影響を考えなければ、誤った結論にたどり着いてしまいかねません。

日本と海外とを比較するような記事を読む場合、**本文中やグラフなどで「高齢化の影響を調整」とか、「年齢で調整」というような文言があるかどうかに注意**して見てください。その言葉が入っているかどうかは、信頼できる記事かどうかを見分ける大きなポイントになります。

結論

高齢化の影響を調整すると、がんで死ぬ人は減り続けている。
海外と比較する記事を読む場合、「年齢を調整しているか」に注目するのが大事

高齢ドライバーの事故は20代より少ない

少し医療や健康の話題とは離れるかもしれませんが、最後に「データの見方」という意味でとても示唆に富むケースをご紹介します。

最近、高齢（65歳以上）のドライバーによる交通死亡事故が報道されることが多くなりました。実際にここ10年ほど、高齢のドライバーによる事故は急増しています。2016年の北海道新聞は、社説の中で次のように指摘しています。

「2014年に約3600件あった死亡事故のうち、65歳以上の運転者が過失の重い『第1当事者』になったケースは26%だった。約10年間で10ポイント近く増えている」

※第1当事者とは、事故当事者のうち最も過失の重い者のことをいいます。

こうした報道を見て、SNSなどで「高齢のドライバーからは、免許を取り上げるべき

原付以上運転者(第1当事者)の年齢層別免許保有者10万人当たり交通事故件数の推移

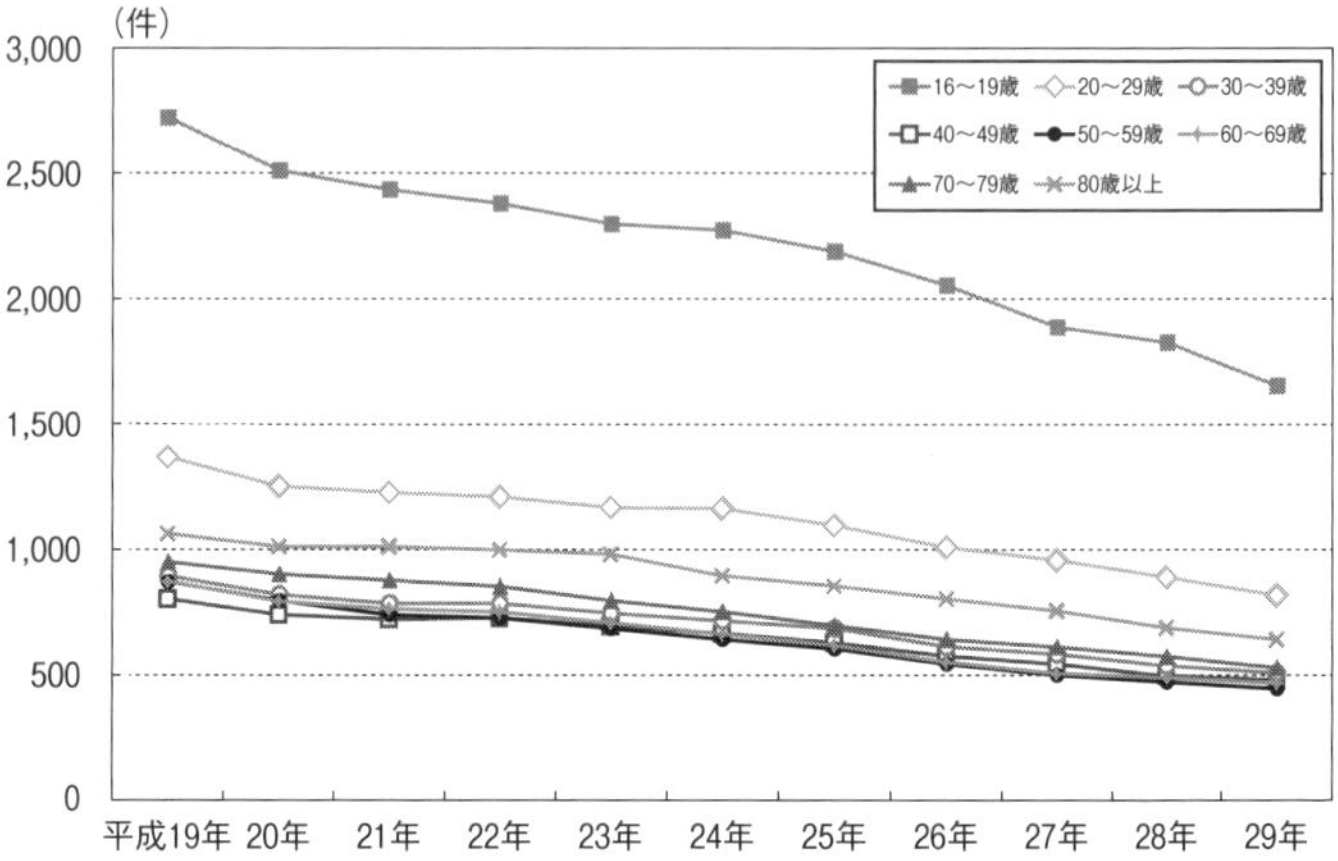

警察庁データより

だ」という声もあげられているようです。

でも前項を思い出してください。いま日本では高齢者の数そのものが急速に増えています。ある年代の人口がものすごく増えたら、少なかったころより事故を起こす人の数が増えるのは当然ですよね。

本来見なければいけないのは、**「高齢ドライバーはほかの年代と比較して、事故を起こしやすいのか?」**ということです。

高齢ドライバーが起こす交通事故は20代より少ない

上のグラフは、交通事故を起こした

人（第1当事者）の数を年代別に、平成19年（2007年）から平成29年（2017年）まで見たデータです。

ポイントは年代別の「全件数」ではなく、**「その年代の免許保有者10万人当たり、どのくらい事故を起こしているのか？」**を調べていることです。こうすることで、ある年代に属する人数が多いか少ないかの影響を減らし、より正確に「その年代の人が、どのくらい事故を起こしやすいのか」を知ることができます。

グラフを上から見ていくと「16〜19歳」が傑出して多く、それに続くのが「20〜29歳」だとわかります。その次にくるのが「80歳以上」です。70代となると、他の年代とほとんど差はありません。

ちなみに、免許保有者の数で調整せず、どの年代が一番事故を起こしているのか（全件数）では、多いのは20〜40代です。そしてすべての年代の中で最も少ないのが80代です。

つまりデータを見る限り、**「65歳以上の高齢ドライバーは、事故を起こしやすい」とい**

原付以上運転者（第１当事者）の年齢層別免許保有者10万人当たり死亡事故件数の推移

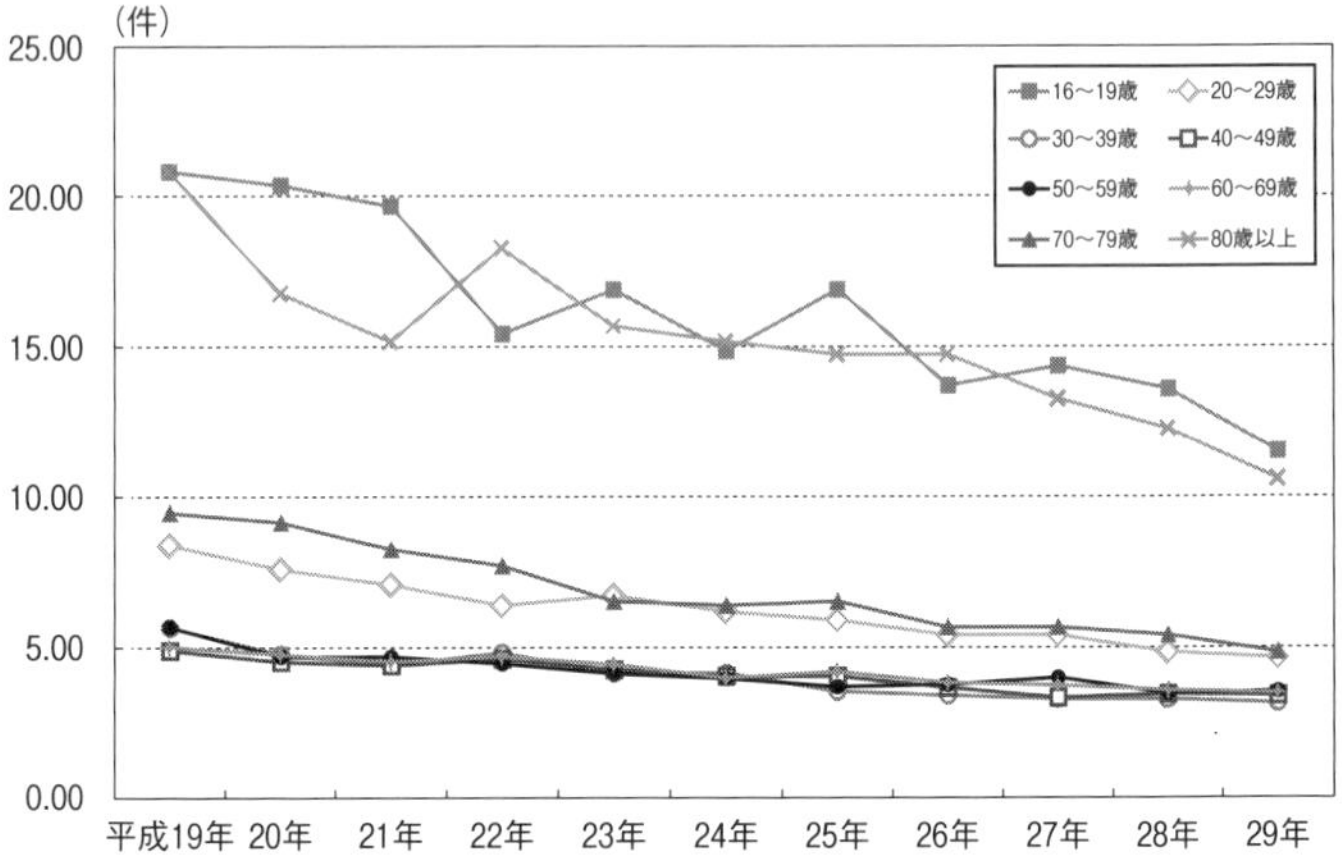

警察庁データより

うことはできません。

なぜなのか。免許を取りたての若い世代は運転に慣れていないので事故を起こしやすいことや、高齢の免許保有者は、運転に自信がなくなるとそもそも車を運転しなくなる（ペーパードライバーが多い）のではないか？　という要因が考えられますが、はっきりした理由はわかりません。

死亡事故はどうなのか？

でも、もしかすると高齢ドライバーは、小さな事故ではなく、「死亡」に直結するような大きな事故を起こしているのかもしれません。

そこで「死亡事故」に限定したデータが、P.78のグラフです。

死亡事故の場合、**確かに80歳以上の危険性が高い**ことがわかります。ただし「16〜19歳」も高く、平成29年（2017年）のデータでいえばわずかに80歳以上を上回っています。

その次は、20代と70代が同じくらい。とはいえ、その他の年代と比べて、それほど多いとはいえないようです。このデータからは、**「16〜19歳と80歳以上の運転者は、死亡事故を起こしやすい」**のではないか？　ということがわかります。

データをもとに議論する大切さ

いま高齢ドライバーが起こす死亡事故が急増していることが強調され、免許返納や認知機能検査などの重要性が指摘されています。確かにデータからも、75歳以上で免許を持っている人は、事故の件数はそれほどではないものの、死亡事故など重大な事故を起こす危険性が高いことが示唆されています。

今後、高齢化の中でこの年代のドライバーの絶対数が増えるのは確実ですから、対策が急務なことは間違いありません。

ただ心配なのは、高齢者の免許保有者への風当たりが必要以上に強まることです。例えば報道で「高齢ドライバー事故」として、60代のドライバーが起こした事故が取り上げられることがあります。でも実際の統計データは、60代のドライバーは20代より交通事故を起こしにくいことを示しています。わざわざ「高齢」と付けて報じることで、ある意味での「差別」が広がってしまう危険性があります。

繰り返しますが、死亡事故を減らすために、増え続ける超高齢ドライバー（75歳以上）、とくに認知症に気づかないまま運転してしまう人への対策は必要だと考えられます。

一方で高齢者にとって、自動車の運転が自立した生活の生命線であったり、「誇り」の象徴だったりするケースも少なくありません。

対策が急務だから、**「なんとなく危なそう」というのではなく、データに基づき「どの年代の人に、何をすべきか」を冷静に考えていくこと**が、大事なのではないでしょうか。

結論

高齢ドライバーの事故は20代より少ない。
先入観に惑わされず、データを見る重要性

まとめ

医療や健康のデータを見るポイント「他の年のデータとの比較」と「高齢化の影響」に気を付ける

いかがだったでしょうか？　よく報道で目にする医療や健康のデータには、一見正しそうに見えても、ミスリーディングを誘ったり、社会をより良くするための議論を進めていくうえで障害になってしまいかねないものも少なくありません。

そういう「誤解」を招く情報を適切に見極めるために、まず気を付けておきたいポイントは**「そのデータは、他の年のものと比較しているか？」**ということです。

特定の1年だけのデータで語っていたり、そもそも比較すべき別の年のデータを出していなかったりする情報は要注意かもしれません。

また、いま日本は、世界でも類のない**「高齢化」**が進んでいます。それを考慮に入れずにデータを見ると、誤った解釈につながることが少なくありません。

医療や健康の情報を見るときに、「これは、高齢化のせいではないのかな？」と一瞬気にしてみることが、適切なデータの解釈に役立ちます。

「過労死ライン」は月80時間？ 100時間？ 命を守る数字について知っておきたいこと

いま、「働き方改革」が話題となる中で、よく目にするのが**「過労死ライン」**という言葉です。ただ、ニュース記事などで、**過労死ラインとして、残業が月に「80時間」とされているケースと、「100時間」とされているケースがある**ことにお気付きでしょうか。

同じ「過労死ライン」という言葉を使っているのに、ニュースによって数字が異なるのはなぜなのでしょうか？

過労死ラインって、そもそも何？

労働者災害補償保険法では、業務中に事故や病気などにあった場合、「労《ろう》災《さい》保険」による給付を受けられると定めています。なんとなく「労災」という言葉は聞いたことがある方も多いと思います。

仕事がものすごく大変で、そのせいで病気になって働けなくなったり亡くなったりした後、収入が途絶えてしまったら大変ですよね。そのリスクを補うための保険が労災保険であり、病気などが仕事のせいだと認定されれば、お金の給付を受けられるわけです。

でも考えてみると、ある病気が「仕事のせい」で起きたのか、そうでないのかを見極めるのは難しいことです。

例えば脳卒中や心臓病など、いわゆる「突然死」の原因になる病気の場合、疲労の蓄積によっても発症しますが、肥満や喫煙など生活習慣によってもリスクが高まります。

かなり太めでタバコ好きな人が、忙しい日々が続く中で脳卒中を発症した場合。「仕事じゃなく、肥満やタバコのせいでは?」という疑いが出てきます。仕事中の交通事故のような、誰の目にも原因がハッキリしている場合と比べると、わかりにくいですよね。

そこで厚生労働省は2001年に通達を出して、「脳・心臓疾患が、時間外労働(残業・休日出勤)が次のどちらかの条件を満たすような状況で発症した場合、業務と発症との関連性が強いと評価できる」としました。

▼発症前1ヵ月間におおむね100時間を超える
▼発症前2ヵ月間ないし6ヵ月間にわたって、1ヵ月当たりおおむね80時間を超える

もうおわかりですね。これが、いわゆる「過労死ライン」とされているものです。「100時間」か「80時間」かというのは、要はその業務量が続いていた期間（1ヵ月間か、2〜6ヵ月間か）によって変わるということです。

80時間、100時間が決められた背景にあるのは「睡眠時間」

それでは、何を根拠として「目安」が導き出されたのでしょうか？

睡眠時間と病気のリスクを調べた過去の研究では、1日の睡眠が6時間未満では狭心症や心筋梗塞にかかる人が多くなること、さらに5時間以下になると、その関係がさらにはっきりすることが示されています。

残業が長くなれば、睡眠を削らざるを得なくなります。日本人の平均的な生活時間から割り出すと、1日4時間程度残業すると睡眠時間が6時間に、また1日5時間程度残業すると睡眠時間が5時間以下になると考えられます。

厚生労働省の報告書によれば、こうしたさまざまなデータの検討を経て、月に「80時間」「100時間」という目安を定めたと記されています。

1日6時間以上眠れないような生活は、病気のリスクを高める

以上をまとめると、次のようになります。

※いわゆる「過労死ライン」とは、労災保険において、「脳卒中」や「心臓病」が仕事に関連して発症したものかどうかを判断する目安

※発症前の時間外労働（残業・休日出勤）が、1ヵ月100時間もしくは2～6ヵ月にわたって1ヵ月あたり80時間を超えていると「業務と発症との関連性が強い」と評価される

なお注意していただきたいのは、これはあくまで目安であって、月に80時間以上であれば必ず脳卒中や心臓病を発症するわけではなく、また逆に、それを下回っていたからといって発症しないわけでもないということです。病気の発症には業務時間だけでなく、その期間中の仕事のキツさやストレスなどが複雑に関わってきます。

私たちが自分の身を守るためにも覚えておくべきは、**「1日6時間以上眠れないような生活は、病気のリスクを高める」**ということかもしれません。

働き方改革が叫ばれるいま、会社など組織レベルはもちろん、個人、そして社会全体のレベルで「十分な休息がとれる仕事と生活のバランスをどう実現するか」について考えることが求められています。

第3章

病気予防の新常識 気になる病気の最新情報を知る

~「生活習慣病」「認知症」「腰痛」~

気になる「生活習慣病」や「がん」「認知症」などの予防法。
世の中で常識になっている知識でも、
意外に誤解があるものも少なくありません。
この章では、なんとなく持っているイメージを変える、
知って役立つ最新情報をお伝えします。

「ノン・コレステロール」に意味はなかった？

「コレステロール値が高いので、卵は控えなきゃ」なんて話を聞いたことはありませんか？

私もスーパーマーケットなどで「ノン・コレステロール」と書かれた食用油やマヨネーズを見つけると、ついつい手に取ってしまいます。

ところが、厚生労働省は２０１５年４月改訂「日本人の食事摂取基準（２０１５年版）」で**食事からのコレステロールの目標量を撤廃**しました。これまでは、コレステロールをとりすぎると健康に悪いということで上限の目安を設定していたのですが、それをなくした、ということです。

そもそも、コレステロールは体にとってなくてはならないものです。血管や、心臓や肺などを作る細胞の材料になっていたり、ホルモンの材料になっていたりします。しかし血液中を流れる量が多すぎると、血管の壁が硬くなる「動脈硬化」につながり、心筋梗塞や脳卒中になるリスクが高まってしまいます。

およそ100年前（1913年）にロシアで行われた研究で、ウサギにコレステロールを多く食べさせると、動脈硬化が進むことがわかりました。それ以来、コレステロールを多く含む食品である卵やバターなどは控えるべき食品とされ、「卵は1日1個まで」ともいわれるようになったわけです。

体には、コレステロールを調整する仕組みがあった

ところが時代が進んでいくと、私たちの体には、食事からとるコレステロールの増減をカバーする仕組みが備わっていることがわかってきました。

血液中を流れるコレステロールのほとんど（7〜8割）は、私たちの体内（肝臓）で作られています。食事から摂取するコレステロールが増えた場合、肝臓は自動的に作る量を減らします。逆に食事からの量が減ると、たくさん作るようになる……というふうに、量を一定に保つ仕組みがあったのです。

じゃあ、ウサギはなんだったの？　ということですが、そもそもウサギは草食動物なの

で、動物性の食品に含まれるコレステロールを調整できず、そのために動脈硬化になったのではないか？　と考えられるようになっています。

そんなこんなで2015年2月、まずアメリカで食生活指針における摂取基準が撤廃。続いて日本でも、コレステロールの上限が撤廃されました。

「コレステロール上限撤廃」で生活にどんな影響が？

いわば「歴史的な大転換」が起きたわけですが、私たちの生活には、どのような影響がありえるのでしょうか？

健康ブームを背景にコレステロールの量を控えた「コレステロール・ゼロ」や「ノン・コレステロール」をうたう食用油やマヨネーズなどが人気になってきましたが、**「それを使っていれば動脈硬化になりにくくなる」と信じる根拠は薄くなった**といえるかもしれません（もちろんおいしいから使うことには、まったく問題ありません）。

また従来から、食品中のコレステロールを必要以上に悪者にすることの弊害も指摘されていました。特にご高齢の方でたんぱく質などの摂取が足りない場合、体に必要な栄養素が足りなくなる状態（低栄養）になり、筋肉の量や骨の強さなどに問題が出てしまう危険性が指摘されています。

コレステロールが多い卵などの食べ物の中には、動物性のたんぱく質やビタミンなどを豊富に含むものがあります。それを「コレステロールのために控えよう」と気にしすぎるよりは、上手に食事に取り入れるようにしたほうが、より健やかに暮らせる可能性が高くなります。

血液検査での「コレステロール値」には変わらず注意が必要

ただ一方で、**「焼き肉や揚げ物ばかり食べまくっても大丈夫！」というわけではありません。**

例えば、健康診断などで血液中のコレステロールの値が「異常」とされている方の場合、「体内のコレステロールの量を一定に保つ仕組み」がうまく働かなくなっている可能性があります。原因のひとつは、脂質をとりすぎる食生活や、肥満だと考えられています。

なので、少なくともすでに血液検査で数値が異常になっている方が、ステーキや揚げ物ばかりを食べてしまえば、カロリーオーバーとなり、状態を悪化させてしまう危険があります。

コレステロールが豊富だからと敬遠されてきた**卵やお肉を料理に上手に取り入れ、もっとおいしく、もっとバランスが取れた食生活を楽しめる道が示された！**と捉えることが「役に立つ」考え方かもしれません。

結論

コレステロール豊富な食品（卵や油など）を適度に取り入れれば、よりバランスの取れた食生活が可能に

ビールで血糖値は上がらない？
噂の真相は

ビールを飲む際に「血糖値」を気にされている方も多いかもしれません。
ビールは、血糖値を上げる炭水化物（糖質）を多く含むといわれているからです。
最近では、特殊な製法で炭水化物を減らしたビールが売り上げを伸ばしたり、ビールの代わりにウイスキーを使ったハイボールを飲む人が増えてきたりしています。

ところが最近、知り合いの医師から驚きの噂を聞きました。なんとビールには**「人間が利用できる炭水化物がほとんど含まれていない」**というのです。

根拠となっているのは、文部科学省が出している「日本食品標準成分表2015年版（七訂）」です。書籍として販売されていますが、同省のホームページ**「食品成分データベース」** https://fooddb.mext.go.jp/でもデータが公開されています。

さっそく検索欄に「ビール」と入れて調べてみます。すると、「ビール（淡色）」の場合、100g当たりおよそ3・1gの炭水化物が含まれることがわかりました。
やっぱりビール、炭水化物多いじゃん……。と思いながら画面をよく見ると「炭水化物（利用可能炭水化物、糖アルコール）」と書かれたボタンがあります。

そちらでは利用可能炭水化物計は「Tr」となっています。Trとは「微量」を意味し、要は「検出はされたけど、ごくごく少ない」ということのようです。さっきは3・1gとなっていたのに、なぜ結果が違うのか？　そもそも「利用可能」とはどういう意味なのでしょうか？

炭水化物には、人間が「使える」ものと「使えない」ものがある

炭水化物として有名なものに、お米やパンに含まれる「でんぷん」があります。でんぷんは、ブドウ糖（単糖）がたくさんつながってできています。

でんぷんを食べると、体内にある消化酵素がブドウ糖に分解して吸収されます。このブドウ糖が血液中にどのくらいあるか？　を調べた値が「血糖値」です。

要は、炭水化物は分解されてブドウ糖になってこそ利用できるのですが、中には人間の消化酵素では分解できず、利用しにくいものもあります。分解できない炭水化物をとっても、エネルギーにはならず、血糖値も上がりません。

そこで炭水化物のうち、人が利用できるものは一般的に「糖質」、利用しにくいものは「食物繊維」と呼ばれています。

要は**「炭水化物」＝「糖質（利用可能炭水化物）」＋「食物繊維」**ということです。

さきほどのビール（淡色）の場合、「利用可能」なものはほぼゼロということでした。要は、「でんぷんみたいな、人間が利用できる炭水化物の量をきちんと調べてみたら、ほとんど入っていなかった」ということのようです。だとするとビールを飲んでも血糖値は上がらないのでしょうか？

この話を教えてくれた、日本糖尿病学会研修指導医の山田悟さん（北里大学北里研究所病院糖尿病センター長）によれば、食品標準成分表において「利用可能炭水化物量」が調べられたのは2015年発行の最新版からであり、まだ十分な検討がされているわけではないが、**「ビールによる血糖値への影響はこれまで考えられてきたよりも少ない可能性がある」**ということです。

山田さん自身、この話を聞いて、自分でビールと食事（低糖質食）をとった前後で血糖値を調べてみたら、ほとんど変化がなく、驚いたとのことです。

ビールが大好きだったのに、血糖値を心配して無理にハイボールなどに替えていた、という人にとっては、より好みに合った選択をするための根拠が加わったということはいえるかもしれません。

とはいえ、飲みすぎには注意

ただし血糖値を上げるかどうかにかかわらず、過度の飲酒は肥満や肝臓への負担などさまざまな悪影響を生みます。36ページでもお伝えしたとおり、厚生労働省は適度な飲酒を「1日平均純アルコールで約20g程度」としています。20g程度のアルコールの目安として、代表的なお酒の量で示すと次のようになります。

ビール500ml（中ビン1本）
日本酒1合（180ml）
ウイスキー60ml

飲酒する場合にはこの量の範囲内で楽しむということが、より健康に役立つ考え方といえます。また、**糖尿病などで治療を受け通院されている方は、かかりつけの医師の指示を**

優先してください。間違っても「ビールはいくら飲んでもいいんだ」と勘違いして、飲みすぎませんように！

結論

ビールの血糖値への影響は、イメージよりも少ない可能性が見えてきた。とはいえ、飲みすぎには要注意！

カロリーゼロ飲料で脳卒中・認知症のリスクが高まる？

最近、「カロリーゼロ飲料」と表示された、人工甘味料を使った飲料が増えてきました。甘くておいしいのに肥満や血糖値の上昇につながりにくいと、「メタボ対策」として愛用されている方も少なくないかもしれません。

天然の甘味料である「砂糖」をとると、舌にある細胞が反応して甘みを感じます。その後、腸で体内に吸収され、エネルギーになります。

一方で、人工的に合成された「アスパルテーム」などの甘味料は、砂糖と同じように舌で甘みを感じるのですが、ほとんどエネルギーになりませんし、血糖値も上昇しません。だとすると、カロリーゼロ飲料を飲み続ければ、肥満や糖尿病などを予防できるはず。その結果として「脳卒中」や「認知症」などの予防につながるのではないか？ という期待も浮かんできます。

人工甘味料を多くとる人は、脳卒中・認知症になるリスクが高かった

実際のところ、どうなのでしょうか？ ２０１７年、米ボストン大学の研究チームは「人工甘味料と脳卒中・認知症との関係」について検証した論文を発表しました。「フラミンガム心臓研究」という、有名な調査のデータを利用した研究です。

その結果、人工甘味料を含む飲料を「毎日１杯以上飲む人」は、「まったく飲まない人」と比べ、脳卒中（脳梗塞）のリスクが２・９６倍に、認知症（アルツハイマー型）になるリ

スクが2・89倍になりました。
その一方で、砂糖入りの飲料（カロリーゼロではない炭酸飲料など）では、このような関係は見られませんでした。

なんと、カロリーゼロ飲料を飲み続けていたほうがリスクになる、という結果が出たわけです。この研究結果は話題になり、アメリカ飲料協会（ＡＢＡ）が反論を発表するなど全米で議論を巻き起こしました。

なぜ、このような結果が出たのか？　研究チームは理由不明としつつも、人工甘味料によって腸内細菌が影響を受ける可能性を指摘しています。

私たちの腸の中には、１００兆個以上ともいわれる腸内細菌が暮らしており、そのバランスが健康と大きな関連があることがわかってきています。人工甘味料をとると、腸内細菌に影響を及ぼし、病気と関係する可能性があるというのです。

とはいえ、仮説はあくまで仮説です。結果の解釈としては別の説明も成り立ちます。例えば、血糖値が高めな人はカロリーゼロ飲料を好む傾向がありそうですが、血糖値が高めの人はそもそも脳卒中や認知症のリスクが高いので、結果的にカロリーゼロ飲料を飲む人に病気が増えてしまったのかもしれません。

いずれにせよ、**カロリーゼロ飲料が歴史に登場してからさほど時間が経っていません。健康に良いとも悪いとも、判断できるデータがまだ整っていない**ということはいえそうです。

いまカロリーゼロ飲料を、ダイエットなど「健康目的」で意識して飲んでいる方がいたとしたら、今回の結果は記憶にとどめておいたほうがよさそうです。

ことほどさように、「〇〇の食品が××に効く」というような情報に関しては、よくよく調べないと確かなことはいえないのが正直なところです。**食品はあくまで「おいしいから食べる」を第一として、健康に効くというのは、「もしそうだったらいいな」くらいの期待値でいたほうがいいのかもしれません。**

少なくとも、ある一つの食品が良いものだとして「それしか食べない」というのは、おすすめできない考え方だといえそうです。

結論
カロリーゼロ飲料をとりすぎると、病気のリスクが高まるという研究も。
「おいしいから適度にとる」という考え方がオススメ

ぎっくり腰は「安静」にしたほうが痛みは長引く

いきなりですが、お聞きします。あなたがぎっくり腰になったとき、「控えたほうがいい」ことは次のうちどれでしょうか？

1　普段のように動く
2　痛み止めの薬を飲む
3　安静にする

正解は、**3「安静」**です。

え？　と思われた方も多いかもしれません。腰が痛いときには「大事をとって安静にする」ほうが良いイメージがありますよね。でも、いま腰痛の常識は、大きく変わっています。

過去に世界中で行われた研究をまとめた調査の結果では、腰痛を訴える人に対して「できるだけ安静にした場合」と「体を動かした場合」の回復の度合いを調べると、安静にした場合は痛みの治りが悪くなり、しかも仕事など日常の生活に復帰するまでに長い時間がかかってしまうことがわかりました。

いま日本で使われている、お医者さんが腰痛を治療する場合の指針となるガイドラインにも、「安静は必ずしも有効な治療法とはいえない」と明記されています。

なぜ、安静にしていると治りが悪くなってしまうのか？

日常生活で歩いたり立ったりするだけでも、私たちの体は筋肉を働かせています。姿勢を保つために重力に対抗する必要があるからです。ベッドで安静にしているとその必要が減るため、筋肉が急速に衰えてしまいます。

ぎっくり腰になったときにずっと安静にしていると、腰を支える筋肉が衰えてしまい、負担を支えきれずに痛みを悪化させてしまう危険性があります。また筋肉を使わないと、その部分の血流が悪くなってしまいます。

さらにカナダのマギル大学が2011年に発表した研究では、半年以上にわたって腰痛に悩む人の脳を調べたところ、痛みの処理に関わる「DLPFC（背外側前頭前野）」という部分の体積が減り、働きが衰えていました。その結果、通常の人よりも痛みを「感じやすくなっている」可能性があることがわかりました。

なぜなのでしょうか。ポイントは、**痛みに対する「恐怖心」**です。

ぎっくり腰は、欧米では「魔女の一撃」と呼ばれるくらい激しい痛みを伴います。「あんな痛みはもう二度とごめんだ」という恐怖心を覚え、腰を安静に保っておこうという意識が生まれます。

すると、さきほど記したように、痛みが治りにくくなります。そうしているうちに「この痛みはずっと続いてしまうのではないか」と恐怖心が増し、さらに動くことに消極的になる……。こうした悪循環を続けているうちに、脳が痛みをコントロールする仕組みにまで影響が及んでしまうのではないか？　と考えられています。

このような研究が世界的に進んだことで、現在ではぎっくり腰になったときには安静にするのではなく、早めに鎮痛薬などを使って痛みを抑えながら、できるだけ普段と変わらない生活をするよう心がけることが推奨されるようになっています（なお、「無理」は禁物です。ぎっくり腰のすぐ後に激しい運動をしたり、重いものを持ち上げたりすることは症状を悪化させるリスクになります）。

過去の調査では、日本で腰痛に悩む人は２８００万人とされています。そのおよそ半数が、３ヵ月以上経っても痛みが続く、いわゆる「慢性腰痛」の人たちです。関連する医療費は年間で８５００億円程度ともいわれています。腰痛は、私たちにとって重荷なのはもちろん、日本社会全体にとっての課題だともいえるでしょう。

「腰痛は、怖くない！」一人一人がそう考えるようになることが、国民病である腰痛の克服のための第一歩なのです。

結論
ぎっくり腰に「安静」は古い常識。
薬などで痛みを抑えつつ、無理のない範囲で通常の生活を

認知症の3分の1は、予防できる？

2017年、権威ある専門誌に**「認知症の3分の1は、予防しうる」**とする論文が掲載されました。

認知症は、記憶をはじめとした認知能力が衰え、自力で日常生活を送ることが難しくなる状態です。その原因となるアルツハイマー病など脳の病気を治す方法は、残念ながら見つかっていません。

だとすると、予防するなんてできっこないと思いそうなのですが、論文によれば、仮に

9つの要因を完璧になくせたとしたら、認知症の3分の1は予防できるというのです。

①高血圧
②糖尿病
③肥満
④運動習慣のなさ
⑤喫煙
⑥幼少期の質の低い教育
⑦社会的な孤立
⑧難聴
⑨うつ

高血圧、糖尿病、肥満など、まるで「生活習慣病」の予防対策のようなものが多い一方で、「幼少期の質の低い教育」や「難聴」など、意外なものも含まれています。

なぜ、高血圧や糖尿病を改善すると認知症が予防できるのか？

どうして予防できるといえるのか、身近な「風邪」に例えると理解できます。

Aさんという人が、ある日、風邪をひいたとします。風邪をひくと体がだるくなっていき、ついには寝込んでしまうこともありますよね。

しかしAさんがすごいスポーツマンで、体がとても丈夫だったら、体力があるので無理が利き、寝込むまでには至らないかもしれません。

一方で、Aさんが風邪をひいたにもかかわらず、十分な睡眠をとらずに暴飲暴食をしていたらどうでしょう。免疫の働きが衰えてしまい、あっというまに寝込んでしまいそうです。

つまり、「風邪という病気にかかった」としても、「それによって寝込んでしまうかどうか」(普段のような生活ができなくなるかどうか)は、その人の「体力」や「生活習慣」に左右されるわけです。

認知症の考え方も、基本は同じです。認知症は、アルツハイマー病などの病気によって脳がダメージを受け、結果として「通常の社会生活ができなくなった」状態を示します。

風邪と同じように、アルツハイマー病になっても「脳の基礎体力」がしっかりしていたり、きちんとした生活習慣をしていたりすれば、病気のダメージに耐えやすくなります。すなわち、認知症になるのを遅らせることができるのです。

「脳の基礎体力」は、どうすれば高まるのか？

さきほど、比喩的に使った「脳の基礎体力」は、専門的には「予備力」と呼ばれています。

脳はたくさんの神経細胞がネットワークを作ることで働いているのですが、このネットワークがしっかりしている人を「予備力が高い」と表現したりします。

近年、幼少期の教育をしっかり受けた人とそうでない人を比較した場合、受けた人は高齢になったときに認知症になりにくいことがわかってきました。

脳のネットワークが最も活発に形作られるのは幼少期です。仮説の段階ですが、幼少期に教育によってしっかりとネットワークを作っておくと、将来、病気のダメージに左右されにくくなるのかもしれません。
もちろん幼少期に限らず、生涯にわたって新しいことを学び続けることは、認知症を防ぐ方向に働くのではないかと考えられています。

一方で高血圧や糖尿病、喫煙、肥満などの要因は、脳にストレスやダメージを与えてしまい、「予備力」を落とす方向に働くと考えられます。また、糖尿病になると、アルツハイマー病の原因物質と疑われるアミロイドベータが蓄積しやすくなるなど、病気そのものの進行を早めてしまう可能性もわかっています。

なお、難聴・うつ病などの要因については、まだはっきりとは理由がわかっていません。ただ、難聴については少しずつメカニズムが見えてきているので、のちほどご紹介します。

年齢別予防対策・この要因に気を付けよう

本項の冒頭にご紹介した9つの要因、それぞれの対策を一度にするのは大変です。

例えば「●●歳の人は特に××に気を付けたほうがよい」というような、優先順位はないのでしょうか？

実は冒頭の論文は、それも示しています。

・幼少期の対策
教育を充実させる
・中年期（45～64歳）の対策
難聴・高血圧・肥満に気を付ける
・高齢期（65歳以上）の対策
喫煙・うつ病・運動・社会的な孤立・糖尿病に気を付ける

認知症のリスクはゼロにはできない

ただ忘れてはならないのは、認知症のリスクを減らせるとはいっても、**ゼロにすることはできない**ということです。たとえ健康に非常に気を配り、頭を使っていたとしても、認知症を抱える可能性は十分にあります。認知症になった方に対して「生活がしっかりしていなかったから」と批判するのは大きな間違いです。

近年になって世界中で行われた研究や取り組みによって、**たとえ認知症になったとしても、周囲の環境やつながりが整っていれば進行を抑えられますし、症状が良くなることだって少なくない**ことが、わかってきました。

２０２５年には認知症の人が日本で７００万人を超えるともいわれる中で、一人一人が予防に気を付けるのはとても大切なことです。それと同時に今後、社会としてどのように取り組んでいくのかについても、誰もが「自分ごと」として考えなければならない時代にきているのかもしれません。

結論

「脳の基礎体力」を高めることで認知症の発症を遅らせられる。ただしリスクをゼロにすることはできない。社会全体としての対策が重要

1000万人以上が該当？「難聴」が認知症のリスクに

さきほどご紹介した「認知症の予防」に関わる項目の中で、「難聴」が挙げられていることに意外と感じた方もいらっしゃるかもしれません。難聴はご存じのとおり、人の話し声などが聞こえにくくなる状態です。

イギリスで行われた調査では、中程度の難聴（普通の大きさの会話での聞き間違いや聞き取りにくさを感じる）がある人では、**認知症のリスクが1・6倍**になっていました。

「難聴」と聞いても他人事に感じられるかもしれませんが、聞こえに悩みを抱える人は少なくありません。

2015年に日本で行われたアンケート調査では、聴力に問題を感じている（難聴またはおそらく難聴だと思っている）人は18歳以上の13・1％に上りました。単純に人口にあてはめれば1000万人以上が聞こえに問題を感じていることになります。

なぜ、難聴と認知症が関係するのか？

米ジョンズ・ホプキンス大学のフランク・リン博士らによれば、2つの可能性が指摘されています。

ひとつは、**「社会的な孤立」につながる**ことです。難聴になると、人の声が聞き取りにくくなり、会話が難しくなります。その結果、家族など周囲との関わりが減りやすくなります。社会的に孤立した場合、コミュニケーションによる刺激がないことや、精神的なストレスなどによって認知症になりやすくなると指摘されています。

もうひとつは、「認知的な負荷」が高まることです。

私たちは人の話し声の一部を聞き取れなくても、自動的に補って理解することができます。例えば「こ?にちは」と聞こえたとき、「ん」という言葉が本当は聞こえていなくても、他の音や状況から判断して「『ん』に違いない」と脳が補ってくれるのです。

聴力が低下し聞き取れない音が増えると、脳はたびたびこのような働きを行わなければならなくなります。そこに力を割くあまり、他の働きをする余裕が減り、結果として全体的な認知能力が低下するのではないか？　と考えられるようになっています。

自分では気付けない？　難聴を見分けるサインとは

対策のためには、まずは自分に難聴があるかどうかを知ることが大事です。

イギリスNHS（国民保健サービス）のウェブサイトでは、難聴のサインとして次の点を挙げています。複数の項目に該当するようであれば、一度耳鼻科で聴力検査を受けてみるのもよいかもしれません。

・他の人の話し声がよく聞こえなかったり聞き間違えたりする（特に何人かで話をしているとき）

・会話中に聞きなおすことがある

・音楽やテレビのボリュームが他の人より大きい

・電話の呼び出し音やドアベルの音になかなか気付かない

・雑音がどの方角からするかがわからない

・聞くことに集中するために、疲れたりストレスを感じたりする

こうした難聴の症状がゆっくりと進んだ場合、**自分では気付かないこと**も少なくありません。むしろ周囲の人のほうが異変に気付きやすく、本人が聴力の低下に気付いて対策を

はじめる10年も前に、周囲は変調を感じていたという調査もあります。もし家族などに右記のサインが表れていたら、そっと教えてあげるとご本人の助けになるかもしれません。

聴力が低下しても、適切な対策（補聴器の使用など）によって周囲とのコミュニケーションを改善することができます。

現時点では、聴力が低下してから補聴器などを使うことで認知症を防げるかどうかはわかっていないのですが、日々の生活の質を高めるためにも、難聴に早く気付いて適切な対策をとることには意味があると考えられます。

聴力はどうしても加齢とともに衰えるので、対策をとっても難聴になる場合はあります。ただ「聞こえ」と「脳」の関係が明らかになりつつある中、**若いころから耳を「消耗品」と考えて大切にしてあげる**、という考え方が役に立つかもしれません。

この章の最後に、耳を大切にするポイントをまとめていますので、よかったら参考にしてみてください。

結論

「難聴」が認知症につながるリスクやメカニズムが見えてきている。自分では気付きにくい難聴は、周囲が注意することも大切

「ちょっと寝不足」は徹夜なみに脳の働きを衰えさせる

「睡眠負債」という言葉があります。睡眠不足による影響は、まるで借金（負債）のように蓄積し、それを返済しないでいると、がんや認知症などさまざまな病のリスクを高めてしまうというのです。

これまでは「仕事で寝られない」なんて言うと、ある意味で勲章のように感じられることもありましたが、最近では**「いかに寝ているか」のほうが自慢になる世の中**になっているのかもしれません。

睡眠時間と脳の働きの意外な関係は

いま注目されているのは、睡眠時間と脳の働きの関係です。

米ペンシルバニア大学医学部などの研究チームは、被験者をさまざまな睡眠時間のグループに分け、2週間にわたって注意力や集中力がどう変化するかを調べました。

その結果、徹夜したグループでは、初日、2日目と成績が急激に下降しました。

それに対し、「8時間睡眠」を指示されたグループには、パフォーマンスの衰えは観察されませんでした。

意外だったのは**「6時間睡眠」を指示されたグループです。**最初はそれほど成績に変化はありませんでしたが、時間が経つにつれ脳の働きが衰え、2週間後には2晩連続で徹夜したグループと同じレベルになってしまいました。

さらに興味深いことに、徹夜をしたグループは常に強い眠気などを自覚していた一方で、6時間睡眠のグループの多くは、それほどつらさを自覚していませんでした。

つまり**極端な睡眠不足と比べ、わずかな「寝不足」が続いた場合、その影響を自覚しにくい**ということです。

本調子でないことに気づかず、いつもどおりに車を運転していたら、注意力の低下によって思わぬ事故を起こしてしまった、なんてことが起きてしまうかもしれません。

なぜ、「ちょっと寝不足」の影響を自覚できないのか

まだ詳しいメカニズムが解明されているわけではないのですが、私たちは少しの時間でも深く眠ると「かなり疲れが取れた」と感じる傾向があるようです。しかし脳に蓄積した疲労そのものは、十分に寝ないと解消できません。

例えば15分程度でも昼寝をすると、かなりすっきりして疲労が取れた気がしますが、15分しか眠らない生活を続けていたら早晩限界がくるのはなんとなく想像できますよね。

つまり「ちょっと寝不足」は、**脳が自覚する疲れと実際に蓄積した疲労との間にずれを生み、それが知らず知らずのうちにパフォーマンスの低下につながっている危険性がある**ことがわかってきたのです。

眠るとリハビリの効果が上がる、その不思議なメカニズムとは

脳と睡眠の関係でもうひとつ注目されているのが、「病気からの回復を促進する」とい

う点です。いわば**「眠ると脳がよみがえる」**という研究結果を発表したのは、米カンザス大学医療センターのキャサリーン・シェングスコン博士らの研究グループです。

脳卒中を起こし、その後遺症で手足にマヒを抱える人たちにリハビリを実施。一方のグループの人にはリハビリをした直後に寝てもらい、もう一方のグループの人には、何時間か経ってから寝るようにお願いしました。

そして数ヵ月後、これらの人たちに手を動かすテストを行うと、**リハビリが終わったあと「すぐに寝た」人は、格段に成績が上がる**ことがわかりました。

近年、若いスポーツマンなどを対象にした研究で、運動をしたあとにすぐ寝ると、上達が早いことを示す結果がいくつも報告されています。要は「寝る」ということは、脳が新しく覚えたことを整理し、効率良く使えるようにするために大切だということかもしれません。例えばパソコンを使うときも、新しいプログラムをインストールしたら、一度システムを再起動しなければいけないことがありますよね。

シェングスコン博士の研究からは、もうひとつ興味深い知見も明らかになりました。健康な高齢者（脳卒中になっていない人）にもまったく同じ実験を行ってみたのですが、運動の直後に寝ようが何時間か経ってから寝ようが、違いは表れなかったのです。

何が違うのか？　シェングスコン博士が注目したのは、脳卒中の患者さんが寝ているときの脳の状態です。脳波を調べたところ、**「スリープ・スピンドル（睡眠紡錘波）」と呼ばれるタイプの脳波**が観測されました。

スリープ・スピンドルは、記憶を脳に定着させる働きに関わっていると考えられています。そして子どもや若い人の睡眠中にはよく観察されますが、年齢を重ねるにつれて減っていくことが知られています。

この結果をもとに、シェングスコン博士は次のように仮説を立てました。

子どもや若い人の場合、新しい動きをたくさん覚えなければなりません。そこで脳は睡眠中にスリープ・スピンドルを多く出し、覚えた動きを定着させるようにします。しかし年齢を重ねるにつれ、新しい動きを覚える必要は減ってきます。そこで脳は、いわば「堅固な」状態となり、スリープ・スピンドルが出にくくなります。

しかし脳卒中によって脳がダメージを受けると、これまでできていた動きができなくなり、改めてさまざまな動作を学習しなければならなくなります。そこで脳は再びスリープ・スピンドルを出すようになる。そんな感動的な働きが行われているかもしれないのです。

こうした脳と睡眠の不思議な関係は近年になって注目が集まり、世界中で精力的な研究が行われています。例えば、睡眠は脳に溜まった老廃物の排出にかかっており、中年期から十分な眠りを取らないとアルツハイマー病などによる認知症のリスクを高めることにつながる可能性も見えてきました。

冒頭でお伝えしたように、ほんの最近まで、「眠らない」ことが良いことのように思われていた時代がありました。しかし最新の研究は、**眠りは脳の働きと密接に関わっており、十分な睡眠時間を確保することが大切**だということを明らかにしつつあります。

とはいえ、仕事や子育てで忙しい場合、どうしても睡眠時間が取れないということもあります。重要なのは、社会として「寝ることは必要だ」という意識を持ち、それが可能なように制度や業務管理によってそれを実現していくことです。

「家族みんなで寝るために、もう帰ります」当たり前にそう言えるような社会を作っていくことこそが、大事なのかもしれません。

※なお、高齢になると体に必要な睡眠時間そのものが短くなるので、若いころより眠る時間は短くとも、日中の眠気などに困っていなければ必要以上に心配することはありません。

結論

脳と睡眠の不思議な関係が明らかになってきている。
十分な睡眠にはパフォーマンス向上&病気改善の効果が期待できる

まとめ 気になる病気予防の常識を読み解く最新の知見に、少しだけ興味を持ってみる

糖尿病・高血圧などの生活習慣病、そして認知症などを防ぎたいとお思いの方へ。大事なのは、ちょっと意識して「最新の情報」を知っておくことです。なぜなら、食や運動などの「常識」は、驚いてしまうほどの短期間で変わることがあるからです。

コレステロールは「できるだけ控える」から「通常の範囲なら気にしないでよい」、ビールでいえば「血糖値を上げる」から「それほど影響は大きくないかもしれない」まで、ほんの5年ほどの間に考え方が変わっていたりします。

また認知症の項で触れたように、予防は難しいとされてきた病気や状態であっても、適切なタイミングで日常のちょっとしたことに気を付ければ、リスクを減らせることもわかってきました。

もちろん新しい情報に飛びつきすぎるのは考えものですが、「良かれと思って無駄な苦

労をしてしまう」というような悲しい事態を防ぐためにも、日々報道される新しい研究成果などに、よかったら少しだけでも意識を向けてみてください。

ただ新しい情報を利用する際に肝に銘じておきたいのは、**「過ぎたるは及ばざるがごとし」**ということです。

この章の中でも何度か触れてきましたが、あるものが「健康に良い」としても、量をとりすぎれば逆に病気のリスクを高めてしまうことがあります。

また、例えばぎっくり腰に運動のように、これまで悪いといわれていたものが「むしろ良い」ということがわかっても、マラソンのような激しい運動をいきなりすれば、やっぱり痛みを悪化させてしまいます。

すべてにおいて、**極端に信じ込む・やりすぎるのはリスクを生む。**そのことだけは覚えておいてください。

難聴予防！　耳を大切にするポイント

難聴を予防するために、一般的に推奨されている方法をまとめました

1

テレビや音楽の音量を大きくしすぎない

同じ部屋にいる、２ｍ先の人と快適に会話できるくらいの音量が良いとされています。

2

周囲の雑音をカットできるヘッドフォンを使う

周囲の雑音の影響で音楽のボリュームを上げるのを防ぐためです。ノイズキャンセリング機能が付いたものを使うのもおすすめです。

3

外部の音がうるさい場所で働くときは、耳を守る道具を使う

耳を保護する道具として、イヤーマフや耳栓などが販売されています。

4

コンサートや自動車レースなど大きな音がする場所は注意

5

自分や自分の子どもの耳の中に、むやみに異物を入れない

異物には、指だけでなく綿棒、ティッシュなどを含みます。

6

難聴の原因となる病気に気を付ける

難聴の原因となる病気には、中耳炎やメニエール病などがあります。

7

自分や子どもの聞こえに問題を感じたら、医師を受診する

（引用：NHSウェブサイト）

第4章

SNS時代の医療・健康情報との付き合い方

～健康情報デマの拡散に加担せず役立てるコツは？～

いま、情報収集の手段として最大のものになりつつあるSNS。
そこで話題の医療・健康情報の中には、
ときにミスリーディングなものも存在します。
良かれと思って誤った情報の拡散に手を貸さないためにも、
SNSで話題となる情報の見極め方についてお伝えします。

デマや嘘ほど拡散される、ネット健康情報の実態とは

最近では、医療や健康の情報に接する最大のきっかけは、ツイッターやフェイスブックなどSNSという人も少なくないのではないでしょうか。

ネット上の医療・健康記事にはとても有用なものがある一方で、ときに科学的な根拠が存在しない、いわゆる「デマ」が拡散されることもあります。

２０１６年には、ＤｅＮＡが運営する医療情報サイト「ＷＥＬＱ」に科学的な根拠に基づかない医療・健康情報が掲載され、大きな問題になりました。

なぜ、根拠に基づかない情報が拡散されるのか。背景にあるのは、**根拠云々より「感情」を揺さぶるコンテンツが拡散されやすい**という現実です。

シェアされるのはどんな情報？　調査が示した「残念な事実」

２０１６年、米ウィスコンシン医科大学のメガ・シャルマ医師らはフェイスブックなど

SNSを通じて、どのような医療・健康記事や動画が拡散されやすいかを調査しました。対象としたのは「ジカ熱」に関する記事や動画です。

ジカ熱は蚊や性行為によって広がるウイルスを原因とした感染症で、2015年から2016年にかけて流行し、妊娠中の女性が感染すると出生異常の原因になるとして、北米や南米を中心に大きな話題になりました。

シャルマ医師らがフェイスブック上に投稿されているジカ熱に関する記事や動画を調べたところ、多くアクセス・拡散されている200の記事のうち、**8割以上は適切な情報源（アメリカ疾病管理予防センターなど）をもとに、正確な情報を伝えていました。**

一方で12％は、誤解を生む情報を伝えていました。例えば「ジカ熱は発展途上国の人口削減のために利用されている」とか、「大企業による陰謀」というようなものです。

この結果を見ると、フェイスブックにおける医療・健康情報の正確性はおおむね保たれているように思えます。

ところが「どの情報が拡散されたか」を調べると、驚くべき実態が見えてきました。**12%の「誤解を生む」情報のほうが、はるかに多く拡散されていた**のです。

200の記事のうちで最も拡散されていたのは**「ジカウイルスの恐怖が不正なでっちあげである10の理由」**という動画でした。ジカ熱は大企業によるでっちあげであると主張するこの動画は、フェイスブック上で53万回以上再生され、19万6000人によってシェアされていました。

「正確」とされたコンテンツで最も拡散されたのは、WHO（世界保健機関）によるプレスリリースでしたが、アクセス数は4万3000程度にとどまり、シェアは1000程度、さきほどの動画の200分の1にすぎなかったといいます。

この結果について、シャルマ医師はCBSのインタビューに次のように述べています。

「フェイスブック上の医療健康情報は規制されておらず、疑似科学的な陰謀論は人気があり、したがって正確な情報よりも多くの人に届く傾向があります。

この傾向は、パンデミック（世界的な流行）の際に有害になると考えられます。なぜなら感染を広げる原因となる行動やパニックを生み出す可能性があるからです。ジカ熱だけでなく、エボラ出血熱や新型インフルエンザ、鳥や豚インフルエンザでも同様です」

「感情を揺さぶる情報」を作れ

２０１６年に行われた、アメリカ大統領選では、クリントン候補を誹謗中傷するようなフェイクニュースがＳＮＳを通じて拡散され、選挙の結果に一定の影響を与えたのではないかと指摘されています。

BuzzFeed Newsによる報道で、人口２００万人ほどのヨーロッパの小国・マケドニアの若者たちが、これらフェイクニュースを量産していたことが判明し、大きな話題になりました。若者たちの動機は政治的なものではなく、「そのほうが儲かるから」だったとされています。

感情的・煽情《せんじょう》的であればあるほど拡散され、よりアクセスが増える。その結果として広告収入を得ることができる。ある意味で「合理的」ともいえる考え方によって、フェイクニュースが量産され、ＳＮＳの手を経て拡散されたのです。

感情的で、煽情的なものほど「気になる」ということ自体は人間の性《さが》であり、致し方ない面もあると思います。でも、せめて**命や幸福に直結する医療や健康の情報では、丁寧で正確なものがもっと日の目を見るようにならなければ**と思います。

日々、スマホやPCで目にする医療・健康情報の中で気になったものを、つながりのある人に「良かれ」と思ってシェアなど拡散されるケースもあると思います。しかしその善意を狙い、「シェアさせる」ことを目的に製造される情報があなたのタイムラインにも登場しているかもしれません。

この項では、実際にSNS上で「拡散」された誤解を生む情報の事例を3つご紹介していきます。もし、ご自分のSNSのタイムライン上にこうした情報が現れたら、どうやって「見極め」ればよいのか、考えながら読み進めてみてください。

「毎年、温泉で1万5000人が亡くなっている」って本当？

2017年、ツイッター上でひとつの投稿が話題になりました。あるユーザーが「温泉評論家さんから聞いた話」を投稿したところ、広く拡散。投稿に付いたリツイートと「いいね！」の数はそれぞれ5万件以上にのぼりました。

内容を要約すると、次のようなものです。

- **毎年風呂で亡くなる人は約2万人 5000人は自宅で、後の1万5000人は温泉などで亡くなっている**
- **防ぐには「旅館に着いたらお茶とお菓子をとる」「朝風呂の前には水分補給する」**

本当だとしたら、とても重要な情報です。投稿した方も、誰かのお役に立ちたいという思いからつぶやかれたのだろうと思います。ただ、もし情報が間違っていた場合、誤解が広がってしまう可能性もあります。そこで実際のデータを調べてみました。

まず調べたのは、厚生労働省の「人口動態統計」です。

1年間に亡くなった人の死因ごとにデータを公表しています。2016年の「不慮の溺死及び溺水」の数を確認すると、7705人となっています。川や海などでおぼれた人も含めての数ですので、入浴中のケースはもっと少なくなると考えられます。

溺死が交通事故（5278人）の死者数より多いというのは意外ですが、2万人と比べるとずいぶん少ないですね。ただこの数字には、入浴中に突然心臓発作を起こして、死因が「心臓病」となった場合などは含まれないのだそうです。

入浴中の死亡は、自宅がほとんど。温泉はむしろ安全

そこで、こうした入浴中の病気も含んだ死亡者数のデータがないか調べたところ、2014年に厚生労働省研究班による報告書が出されていることがわかりました。

報告書によると、病気なども含めた入浴中の死亡者数は、年間で1万9000人以上と

推計されるとのことです。

ただし**事故の8割以上は「自宅」で起きていました。**さらに温泉地では、たとえ入浴中に異変があって救急車で搬送されても、心肺停止にまでは至らず救命される割合が多いとするデータがあることもわかりました。

考えてみれば、温泉地や銭湯など公衆浴場では、自分の他にも入浴客がいるケースがほとんどです。異変が起きたとしても早く発見される可能性が高く、自宅より安全といえるかもしれません。**つまりツイッターで拡散した「毎年、温泉で1万5000人が亡くなっている」という情報は誤り**でした。

良かれと思って誤った情報の拡散に加担すると、場合によっては誰かの営業活動の妨害となり、意図しないトラブルにもつながりかねません。

デマかどうかを見極める一番のポイントは、その情報やデータの根拠を示しているかどうかです。**「●●の関係者に聞いた」というように、その部分をぼかしているような投稿**は、シェアボタンを押す前にひと呼吸おいて、その内容が本当に適切か少し調べてみることがおすすめです。

結論
温泉は自宅よりむしろ安全。
良かれと思ってデマを拡散すると、トラブルにつながる可能性も

ネットで拡散した「麻酔薬で誘拐」はありえるか？

２０１１年から現在に至るまで、繰り返しツイッターなどＳＮＳ上で話題になる「都市伝説」があります。

※路上で乾燥海産物を販売する知らない人から『臭いをかいで』と言われる
※エチルエーテルという麻酔薬をかがされて瞬時に意識を失い、臓器売買される

細かくは違うところがあるようですが、「警察署に通う方から来たメール」として右記のような情報を投稿し、拡散されるケースが多いようです。

この情報に対しては、「2011年ごろに韓国で流れた都市伝説の焼き直し」とする指摘があり、現在はデマ情報とする反応が大勢を占めています。とはいえたびたび拡散される以上、「正しい」と信じる人が少なからずいることは間違いなさそうです。

「麻酔薬をかがされて誘拐」の実現はかなり難しそう

そういえば小説などで、麻酔薬をハンカチに浸してかがせ、意識を失わせて連れ去るというようなシーンって、よく見かけたようにも思います。

実際に日常生活の中で、悪意を持った誰かに麻酔薬をかがされ、意識を失うような危険性はあるのでしょうか？　麻酔科の専門医、長瀬清さん（岐阜大学医学部附属病院手術部）に話を聞いたところ、次のようなことがわかりました。

・ここでいわれているエチルエーテルとは、そもそも麻酔薬の名前としては存在しない。

似た有名な麻酔薬として、「ジエチルエーテル」というものがある。

・ジエチルエーテル（以下エーテル）は、口や鼻から吸うことで作用する「吸入麻酔薬」というタイプの麻酔薬であり、いまから170年ほど前に使われ始めた非常に古い薬で、いま医療の現場では使われていない。

なぜ使われなくなったかというと、エーテルの成分は大量に血液中に溶け込まないと効果が出ないので、効き始めるまでとても時間がかかるからです。ですので、**ハンカチを口に当てられたらすぐに意識がなくなるということは考えられません。**

つまり誘拐などを目的に、人に気づかれずに意識を失わせるには「使いにくいもの」といえます。その意味での悪用の可能性は少ないと考えられます。

こちらのケースも、情報ソースとして「警察署に通う方から来たメール」というあいまいなものが挙げられているのがポイントです。

また、ドラマやマンガで頻繁に取り上げられる、いかにもな典型的シチュエーションを描いているのも、こうした拡散を狙う情報のよくあるパターンです。かえって信頼度が低そう、と感じるポイントになっています。

結論
エーテルのような麻酔薬で誘拐が行われる可能性は低い。「いかにもありそう」な情報は逆に要注意

「エッチをすると女性ホルモンは増える」は本当か？

「エッチをすると、女性ホルモンがたくさん出てキレイになれる！」そんな噂、定期的に話題になります。実際SNSで検索したり、ネットでググってみたりすると、たくさんの投稿がヒットします。多くは「性行為をたくさんすると、女性ホルモンの一種であるエストロゲンが増え、お肌などに良い影響を与える」というものです。

確かに「恋をするとキレイになる」というのは正しそうな気がしますし、異性と肌を触れ合うと良いホルモンが出そうな気もしますが、実際のところ、どうなのでしょうか？

性行為を経験した人は、エストロゲンの濃度が高い

「性行為と女性ホルモン」の関係について、科学的な手続きを踏んで検討した研究があります。調査を行ったのは、アメリカ国立衛生研究所（NIH）のグループ。対象となったのは、18～44歳の女性259人です。

女性たちはまず、「これまで、性行為をした経験があるか？」を尋ねられました。その後、およそ2ヵ月間にわたり、性行為を行った日を記録しました。また3日に1回ほど、朝に採血し、血液中のエストロゲンの濃度を調べました。

すると、**過去に一度でも性行為をしたことが「ある」と答えた人は「ない」と答えた人に比べ、エストロゲンの濃度が15%ほど高い**ことがわかりました。この結果は、年齢や身長・体重など、性的な成熟度などに影響する要因を調整しても変わりませんでした。

エストロゲンの濃度が高い日は性行為が起きやすい

さらに、性行為の記録と血液検査の結果をつきあわせると、興味深いことがわかりました。対象者が「性行為をした」と答えた日の朝に採血したサンプルを調べると、エストロ

ゲンの濃度が平均より15%ほど高かったのです。一方で、性行為をする前の日（つまり、性行為をしていない日）のサンプルを調べると、平均と変わりませんでした。

月経周期の中で、エストロゲンは排卵日に向けて増え、そして排卵日付近で性行為をすると妊娠の可能性が高まります。

この調査に参加した人は妊娠を希望していたわけではないのですが、排卵日に向けて性行為の回数が増えていました。妊娠を促すような自然の働きに、知らず知らずのうちに影響されていたのかもしれません。

たくさん性行為をしてもエストロゲンの濃度は変わらない

では、多く性行為をすればするほど、エストロゲンは増えるのでしょうか？　この研究では、調査期間中の「性行為の頻度」と「エストロゲンの濃度」の関係も調べています。

過去に一度でも性行為を経験した人の中で調べると、調査期間中に「性行為をしなかった人」と「週に1回以上性行為をしていた人」の間で、エストロゲンの濃度は変わりませんでした。

以上から考えると、**「性行為をすればするほどエストロゲンの濃度が高まる」というわけではなさそうです。**むしろ因果関係は逆で、「エストロゲンの濃度が高い日は性行為をしやすくなる」のかもしれません。

結論

「性行為」と「女性ホルモンの濃度」の間には、何らかの関係がありそう。ただし「エッチをすればするほど女性ホルモンが増える」わけではない

まとめ

SNS時代の医療・健康情報
感情が揺さぶられ、「あ、ありそう」というものほど要注意

SNSで回ってきた医療・健康情報、要注意なものを見分けるポイントをまとめると、次の3つとなります。

1　根拠となった発言者やデータがあいまい
2　ドラマやマンガなどでありそうな「いかにもなシチュエーション」を描いている
3　感情的な表現を使っている

そう聞くと、なんだ、当たり前じゃないか？　と思われたかもしれません。

でもここまでご紹介してきたように、実際に大きく拡散された投稿は、これらの特徴を満たしています。「感情的」で「ありそう」なものに注意を引き付けられ、誰かに知らせたくなってしまうことそのものは、人間である以上仕方のないことといえるかもしれませ

ん。

しかし心ならずもデマの拡散に手を貸してしまったら、知り合いに役に立たない行動をすすめてしまうリスクもあります。

SNSのタイムラインに回ってくる医療・健康系の情報。シェアのボタンを押す前に、前掲の3つの項目を思い出してみてください。そして当てはまりそうなら、一回深呼吸して、シェアするかどうかを一瞬だけでも考え直してみる。そうするだけで、デマの拡散に手を貸すリスクを減らすことができます。

第5章

「教養」としての健康情報リテラシー

～プロの目の付けどころ、教えます～

ここまで具体的な「事例」を見ながら情報の見極め方についてお伝えしてきました。この章では、少しステップアップ。医療・健康情報を取材している中で、普段どのようにして情報を見分けているのか？　具体的なポイントをお伝えします。それを通じて、いま求められる「教養」としての健康情報リテラシーについて考えます。

「○○学会で発表」と書いてあったら信じられる？

食品のダイエット効果などを知らせる記事やプレスリリースを見る際、私がまず気にするのは**「根拠は何か？」**ということです。本書で何度か触れたように、その情報はどんな研究をもとにして語っているのか、論文が掲載された雑誌名などを確認できない情報は疑ってかかります。

でも、根拠の記載があった場合でもすべてうのみにするわけではありません。私が次に気にするのは、「学会発表」なのか「論文発表」なのか？　という点です。

「学会発表」とは、特定の分野の専門家が作る「学会」が主催する学術大会などのイベントで発表された研究成果です。例えば記事に、「この情報は、▼月に○○学会で発表された」などと記載がある場合がそれにあたります。

一方で「論文発表」とは、研究の内容をまとめた論文が専門の雑誌に掲載された場合です。例えば記事に、「この研究は、アメリカ医師会雑誌（ＪＡＭＡ）オンライン版で●月▼日に公開される」などの記載がある場合です。

そして私の場合、**「学会発表」の段階では、どれほど画期的な内容であっても「可能性」を示した段階にすぎない**と考えることがほとんどです。

なぜか。両者を分ける最大のポイントは、**「査読（ピアレビュー）」**の過程です。

論文として専門誌に掲載される場合、投稿者とは別の研究者が論文を読み、疑問点について質問・修正を求めます。査読の際の基準として、雑誌ごとに、どんな種類のデータを報告するか、統計分析はどんな方法を使うかなど共通したルールが定められ、守っているかどうかがチェックされます。

査読の結果、一定の質に達していないと判断された論文は掲載を拒否されることも少なくありません。こうした過程により、専門誌に掲載された論文は一定の質が確保されていると期待できます。

一方で「学会発表」の場合です。ある研究グループが学会発表を希望する場合、その研究の概要（抄録）を提出し、主催者が審査します。

その点ではチェックがあるのですが、しかし専門誌の場合と比べ、一般的には緩めの基準で採択されているケースが少なくないようです。

しかも研究のデータが、決められた手続きに則って取得されているかどうかなどのチェックはおおむね発表者自身に委ねられています。極論すれば、誤った方法で分析され、適切とはいえない結論を導き出していても、そのまま発表される可能性もあるといえます。

もちろん、**「学会発表」だからまったく信頼できないわけではありません。**「いま、こんな研究が進んでいるんだな」ということを知るためには意義があります。ただ、その結果を頭から信じてよいか、という点については割り引いて考えたほうがよさそうです。

逆に難しいのは、「論文として掲載されていればすべて信頼できる」というものでもないということです。最近では「ハゲタカジャーナル」といって、掲載料を目当てに適切な査読を行わずに論文を掲載する雑誌が問題化しています。
プロとして情報を見極めるうえでは、論文だからといってすべてを信頼するのではなく、「どの雑誌に掲載されているのか?」という点も、信頼しうる情報かどうかを見極めるうえでの重要なポイントになります。

プロの見極め術その①
その情報は、「学会発表」か「論文発表」か?
一般的には、論文発表のほうが学会発表より信頼性が高い

効果抜群(に見える)グラフの読み解き方

ダイエット関連の番組や記事などを見ると、研究データなどの紹介としてグラフが表示されていることがよくあります。

こうしたグラフを見るときに、まず私が見るのは、**「数値」ではなく「軸」**です。見過ごされがちな縦軸・横軸には、実はそのグラフの本当の意味を知るために重要な、情報が入っているんです。

まず大事なのは**「単位」**です。

例えば、あるダイエット法を行った前後での体重の変化を示している場合です。通常、縦軸の単位はキログラムですよね。しかし、もしこれがグラム単位で書かれていたとしたらどうでしょう。１kg痩せた、と書かれているのと１０００g痩せた、と書かれている場合では、後者のほうが効果ありそうに感じてしまいそうです。

また、キログラム単位で書かれていたとしても、身長１６０cm、体重１５０kgのかなり大柄な人が５kg痩せるのと、身長１６０cm、60kgの普通体型の人が５kg痩せるのとでは、数字上は同じ変化でもその意味は大きく違います。

こうした偏りを考慮した指標として**ＢＭＩ（体格指数）**というものがあります。

もし縦軸の単位をＢＭＩで表示している研究があったとしたら、慎重に効果を検証しようとしており、結果を信頼してもよいのかもしれない、ということが感じ取れます。

「省略」を意味する波線には要注意

またもうひとつ、**縦軸の途中に「二重の波線」が入っていないかどうか**を見ることも重要なポイントです。

波線は「省略（抜粋）」を表しています。**「グラフは全体ではなく、ある範囲だけを抜粋しています」**、というメッセージです。

次ページに示した2つの図を見てください。

体重90kgの人が1kgだけ痩せたような場合は、全体を棒グラフで示すと、上の図ではほとんど変化がないような見た目になります。

一方で下の図のように途中を省略し、体重85kgから90kgまでを抜粋して表示した場合、1kg減っただけでも、まるで2割体重が減ったかのような印象を受けます。

波線による省略は、「わずかだけれども意味のある変化」を示すためのテクニックとしては意義のあるものですので「使ってはいけない」ものではありません。しかし一方で、

○○ダイエット法の効果

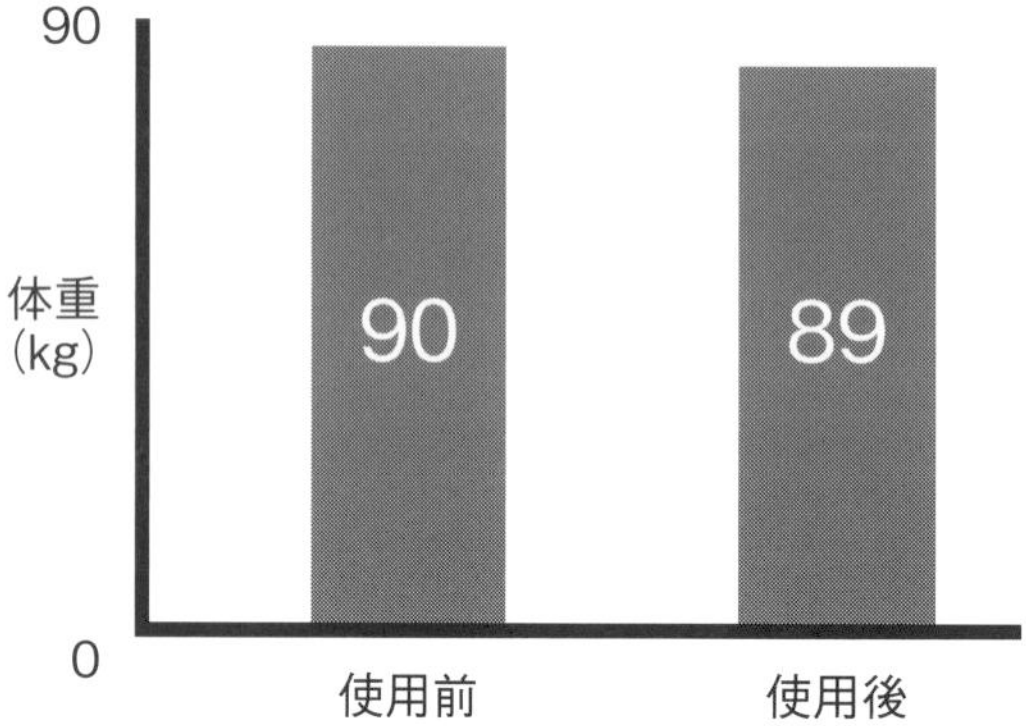

○○ダイエット法の効果

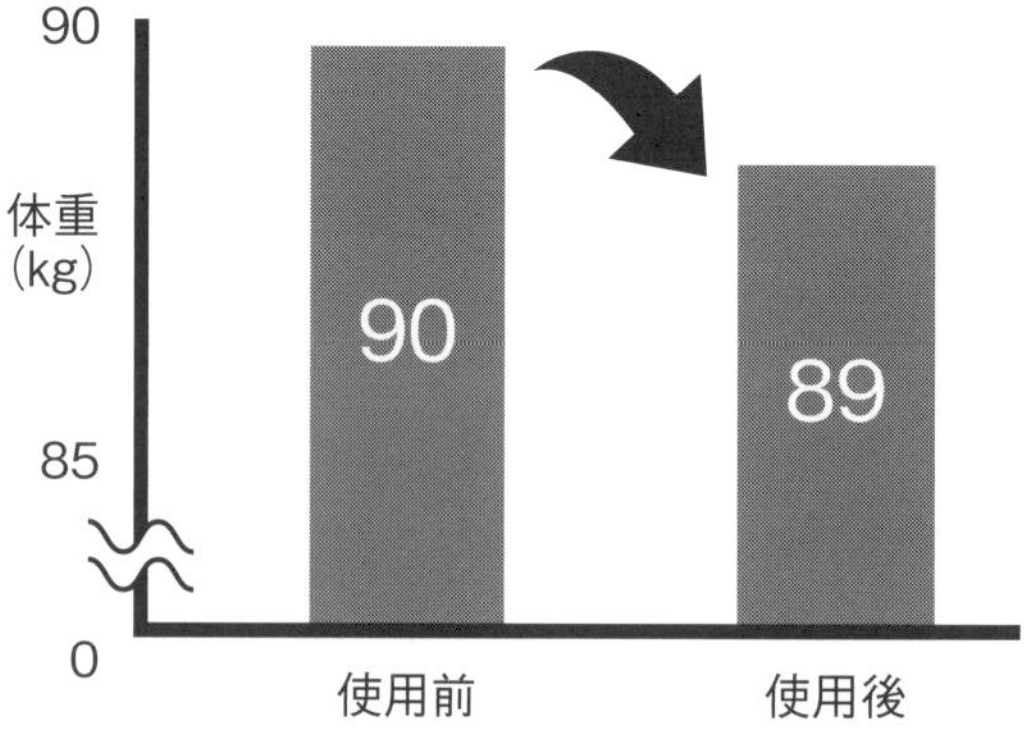

意味があるかどうかは不明な変化を、意味があるように印象付けるために使われることもあります。

グラフの縦軸に波線が表示された図を目にしたら、一度冷静になって、本当に意味がある結果なのかどうかを考えてみたほうがいいかもしれません。

プロの見極め術その②

グラフを見るときには、数値より前に「軸」に注目。
ポイントは「単位」と「波線」に気を付けること

知っていたら自慢できる！「エビデンス（根拠）のピラミッド」とは

ここからはかなりプロ向けというか、専門的な内容となります。ですが、知っていると役立つ内容なのでよかったら読み進めてみてください。

エビデンス（根拠）のピラミッド

レベル1	メタアナリシス システマティックレビュー
レベル2	ランダム化比較試験
レベル3	非ランダム化比較試験
レベル4	コホート研究 ケース・コントロール研究
レベル5	症例報告
レベル6	専門家の考え・論説
レベル外 （圏外）	動物を使った実験（マウス・ラットなど） 試験管内の実験（培養細胞など）

筆者作成

見極め術その①で、『論文』として発表された研究成果は学会発表より信頼できそう」とお伝えしましたが、同じ雑誌に同じように掲載された論文の中でも、**より信頼できそうなものとそうでないものを見分けるポイント**があります。

それは「**エビデンス（根拠）のピラミッド**」と呼ばれています。上に示した図のような形をしています。

各段にはレベル1・レベル2のように数字が振られていて、上に行けば行くほど（レベルが1に近づくほど）「信頼できそう度」が高いと考えられています。

例えていえばプロサッカーやプロ野球の各種リーグのようなもの。プロサッカーチームと一言でいっても、地方リーグやJ2、J1と、その「格」ごとに属するリーグが違いますよね。論文にも、いわば「格づけ」のようなものがあるわけです。

プロサッカーリーグの場合は、格付けはそのチームの成績によって決められていますが、論文の場合は「研究デザイン」によって格付けされます。簡単にいえば、**「どんな方法で、この研究を行ったのか？」**ということです。

動物実験や細胞実験の結果をうのみにしてはいけない

まず注目したいポイントは、**「動物を使った実験」**や**「試験管の実験」**は、ピラミッドの最下段にあり、そもそもレベルが振られていないということです。

ウコンの記事（P.26）を紹介した際にも触れましたが、**マウスなど動物や細胞を使って行われた研究は、人間への効果を考える場合の根拠としてはほぼ使えない**ことを表しています。

例えば人間の場合、食べても適量であれば害はなく、むしろ体に良い食材であるタマネギは、犬や猫が食べると毒として働きます。同じ物質を取り入れたとしても、動物と人間では作用がまったく異なることは少なくありません。

新聞やテレビなどの記事で、動物実験や細胞実験の結果が報道されることがあります。「○○病のメカニズムを解明」など目を引く見出しがつけられていることもありますが、それはあくまで「将来的な薬の開発に向けた基礎研究」という位置づけです。私たちの生活にすぐに取り入れてよいものだと考えるのは危険です。

その論文は「比較」していますか？

ではどのレベルの研究であれば、参考となりうるか。私の場合はレベル4以上をひとつの目安としています。実は、**レベル４より上に関しては、「比較対象がある」という共通点があります。**そう、第1章でも触れた、比較研究かどうかです。

比較研究は、研究の参加者をいくつかのグループに分け、それぞれのグループに別の治療法を行ったり、調査をしたりします。こうすることで、思い込みや自然治癒の影響を減らそうというのです。レベル5から下の**「症例報告」**などは、この比較を行っていないために、根拠のレベルとしては一般的に低いものとされています。

では、比較研究の中でのレベルの差はどのようにつけられているのでしょうか。

レベル4の**「コホート研究」**や**「ケース・コントロール研究」**は、例えば「ある町の健康診断の結果を30年間追跡して、『血圧が○以上だった人は、○以下の人と比べて、何人が脳卒中になった』」というような分析を行う研究です。

研究を行う側は、データを観察するだけで、対象者に何か働きかけを行うわけではないので**「観察研究」**と呼ばれています。

それに対してレベル2・レベル3の**「ランダム化比較試験」「非ランダム化比較試験」**は、例えば「100人の参加者を50人ごとに分けて、片方のグループには本物の薬を飲んでもらい、もう片方のグループには偽の薬（有効とされる成分が入っていないもの）を飲んでもらい、効果を比較する」というようなものです。

研究を行う側が、対象者に対して「あなたはこの薬を飲んでください」などお願い（介入）をしているので、**「介入研究」**と呼ばれています。

介入研究は、研究を行う側が対象者にいろいろな管理を行うため手間はかかりますが、観察研究に比べて、結果に影響を与えるような偏りや、研究の対象者の思い違いなどによる影響を減らせると考えられています。なので**介入研究のほうが、よりレベルが高い**とされているわけです。

なお、介入研究を行ううえで大切なのは、比較するグループごとに年齢や性別などの「偏り」がないようにすることです。そこで用いられるのが「ランダム化」という方法で、要は、どのグループに振り分けるかをくじ引きなどで決めて偏りを減らそうとする方法です。

偏りを減らすための工夫が行われているので、そうではない「非ランダム化比較試験」よりもレベルが高いとされています。第1章でご紹介した「うがい薬」の効果について検証した京都大学の研究（P.14）は**「ランダム化比較試験」**になります。

最も信頼してもよさそうとされる「レベル1」に位置づけられているのは**「メタアナリ**

システマティックレビュー」です。この方法は、第1章で紹介した「コクラン」が行っているものです。

レベル2以下のさまざまな研究を世界中から集めてきて、それを複数の専門家が、決められた手続きで検討して「総合して考えると、こういうことが言えそうだ」という結論を導き出すものです。

なお注意点として、エビデンスのピラミッドについては、**現在では少し古い考え方**とされています。例えば30人を対象に行われたランダム化比較試験と、100万人以上のビッグデータを駆使して行われたケース・コントロール研究があったときに、ただピラミッドがあるからといって、ランダム化比較試験を上位に置くのも違和感がありますよね。

なので、いまの考え方としては、**ピラミッドのレベルだけにとらわれることは適切ではなく、ケースバイケースで柔軟に判断しよう**、という流れになっています。

しかし、ケースバイケースで判断するにしても、その判断をするうえでの「土台」としてエビデンスのピラミッドはとても有効な概念です。問題点が指摘されていることを知ったうえで学ぶことに関しては、おすすめできると思います。

プロの見極め術その③

その情報は、「人間が対象」か「動物・細胞が対象」か？

根拠にもレベルがあることを知っておくと、判断の助けになる

まとめ

プロはどのように医療・健康情報を調べるのか

ここまでお伝えしたことを踏まえて、例えばある病気への対策などを紹介する場合、どのような情報源に基づいていれば適切なのでしょうか？　もちろんケースバイケースですが、私の場合は次の順番で参考にするようにしています。

まず調べるのは厚生労働省や国立の研究所などが一般向けに出している情報です。これらは、さまざまな研究やデータ（一次情報）を、その分野の専門家などが検討して総合的に「適切」と判断したものです。学会などのガイドラインも基本的には同じ考え方で作られています。

このような、いろいろな一次情報を検討して出された情報を二次情報といいます。幅広い視点で検討されているものであるために、重要な背景知識がより信頼でき、妥当な内容が示されていると考えられます。

ただ二次情報はどうしても概説的な情報になりますので、個別のケースについて対応していなかったり、最新の研究成果を反映しきれていなかったりする場合もあります。そこで次に、一次情報である論文やデータを探す必要が出てくる場合もあります。

また、この情報が現在も正しいとされているのか？　そして現場の医療者の認識として妥当なものか？　を確かめるために、医師など専門家に確認します。その際には、これまでも触れてきた次のポイントに気をつけています。

1）学会発表などではなく、（査読付きの）論文で発表されているか？

2）人間に対するもの（臨床研究）であるか？（動物や細胞の実験ではないか？）

3）調べる群（介入群・曝露群）と、比較のための群（対照群）が設定されているか？

どのような情報を参考にするか？

文献・データ

国、公的機関、ガイドラインなど
二次情報で全体を把握

↓

具体的な数値・ノウハウは
エビデンスレベルの高い一次情報

専門家の意見

※その分野の常識・動向
※現場でしか見えないこと
※総合的に見て妥当な方向性

【参考】

医療健康関連でよく使われる二次情報のソース

・厚生労働省による一般向け情報
・国立の研究所（国立がん研究センター・国立感染症研究所など）の一般向け情報
・コクラン・ライブラリ
https://www.cochrane.org/ja/evidence
・Mindsガイドラインライブラリ
https://minds.jcqhc.or.jp/

おわりに

突然ですが、私はアラフォー（41歳）です。

この本を書いたそもそものきっかけは、自らに起きた「40の壁」でした。

私は、テレビ番組を制作するディレクターとしてもう20年近く働き続けています。不規則でときに激務といわれる業界ですが、20～30代は数日休めば元気満々。入院を必要とするような大病に見舞われることもなく、次の番組に元気に取り組んでいたものでした。

しかし40歳となって迎えた年、初めての「異変」に襲われました。いつもどおりロケを済ませ、局へ向かう帰りの車の中。ふと感じたおなかのハリが時間とともに強くなり、激痛で歩けないほどの状態になりました。

どうしてもガマンできずに救急外来を受診すると「虫垂炎」と診断されました。

「盲腸」といったほうが、なじみがある方もいるかもしれません。大腸の一部、直径数ミリの臓器「虫垂」に炎症が起きる病気です。

緊急手術をうけ、摘出することになりました。担当してくださった医師の、「もう、無理しすぎは難しい時期になられたのかもしれませんね」という一言が印象に残っています。

40歳は、ビジネスマンにとっての一つの節目の時期といえるかもしれません。

職場では戦力として欠かせない存在と目されるようになり、また、家庭での責任も増していく。そんなときに、突然足をすくうかのように襲いかかるのが「健康」に関するトラブルです。

私が経験したような病気はもちろん、がんや脳卒中などの命に関わる病のリスクが上がり始めるのがこのころですし、仕事上の疲労が抜けなくなったり、精神的な落ち込みに襲われたりすることもあるでしょう。

自分自身の健康だけでなく、子どもの思春期の悩みを相談されたり、両親の介護が必要になったりすることもあります。ひとつ対応を間違えると問題がこんがらがってしまい、仕事やプライベートに大きな支障が生まれてしまいかねません。

ただ自分自身を振り返っても感じるのは、健康についての情報は身近で非常に重要であるにもかかわらず、小学校から大学における教育課程においても、社会人として働き始めてからも、「本当に役に立つのか見極めるべきもの」としては捉えてきませんでした。それは従来、医療や健康に関する情報は、例えば新聞記事やテレビなど非常に限られており、手に入れるのがそもそも難しかったからなのかもしれません。

しかし本書でたびたび触れたように、いま、身近に触れられる医療・健康情報は爆発的に増えています。その中には、商業的な意図を感じざるを得ないものも少なくありません。

その中で最低限必要な情報を見極めるための土台、すなわち**「健康情報リテラシー」は、今後の生活を少しでも豊かに、幸せにするために必須な能力**だと思っています。

よかったら本書を読み終えた感想を、お子様やご家族、そしてご同僚や友人のみなさんと共有してみてください。夕ご飯の会話のひとこま、飲み屋の話題のひとつでまったくかまいません。

世にある医療・健康情報は玉石混交であり、それを見抜く「ワザ」が存在するのだということ、そしてそれを見抜く「目」を持つことこそが、これからの時代を幸せに生き抜くための助けになるということが、おひとりでも多くの人に届けばと願っています。

市川　衛

2019年吉日

参考文献一覧

第1章　健康の情報は「誤解」だらけ？

※風邪予防にうがい薬は使わないほうがよいって本当？

・Kazunari Satomura et al., *Prevention of upper respiratory tract infections by gargling: a randomized trial.* Am J Prev Med. 2005 Nov;29(4):302-7.

・*Takashi Kawamura / Can gargling keep you from catching a cold?* TEDxKyotoUniversity　https://www.youtube.com/watch?v=azSG_pPGwpI（２０１８年12月25日視聴）

※インフルエンザ「マスクをすれば予防できる」は本当？

・厚生労働省「インフルエンザＱ＆Ａ」（２０１８年12月25日閲覧）

・Allison E. Aiello et al., *Mask use, hand hygiene, and seasonal influenza-like illness among young adults: a randomized intervention trial.* J Infect Dis. 2010 Feb 15;201(4):491-8.

※「風邪にビタミンC」は効果がある？

・Harri Hemilä and Elizabeth Chalker, *Vitamin C for preventing and treating the common cold.* Cochrane Database Syst Rev. 2013 Jan 31;(1)

※花粉症の救世主？　鼻にワセリンは本当に効くの？
・NHS. Hay fever.（２０１８年12月31日閲覧）
・Yanging Li et al., *Randomized double-blind placebo-controlled crossover study of efficacy of pollen blocker cream for perennial allergic rhinitis.*
Am J Rhinol Allergy. 2013 Jul-Aug;27(4):299-303

※「ウコンは二日酔いに効かない」は本当？
・The essential medicinal chemistry of cur cumin. Nelson K et al.
J Med Chem 2017 Mar 9:60(5):1620-37.

※お酒を飲むと「記憶力が良くなる」は本当？
・Molly Carlyle et al., *Improved memory for information learnt before alcohol use in social drinkers tested in a naturalistic setting.*
Sci Rep. 2017 Jul 24;7(1):6213.

※脳が喜ぶ！「ほめて伸ばす」２つのポイント
・Bruce H. Dobkin et al., *International randomized clinical trial, stroke inpatient rehabilitation with reinforcement of walking speed (SIRROWS), improves outcomes.*
Neurorehabil Neural Repair. 2010 Mar-Apr;24(3):235-42

※「年をとると記憶力が衰える」は誤解だった?
- Denise C. Park et al., *Models of visuospatial and verbal memory across the adult life span.* Psychol Aging. 2002 Jun;17(2):299-320.
- Ayanna K. Thomas and Stacey J. Dubois, *Reducing the burden of stereotype threat eliminates age differences in memory distortion.* Psychol Sci. 2011 Dec;22(12):1515-7.

第2章　健康の「数字」を読み解く

※流行の報道が繰り返される「はしか」は、実は激減している
- 「はしか感染急増　1週間で患者27人　関空で拡大、関東へ?　封じ込め急務（産経新聞２０１６年９月２日）
- 国立感染症研究所「感染症発生動向調査事業年報」（２００８年〜２０１６年）
- 駒瀬勝啓「話題の感染症　日本の麻疹の状況と麻疹排除の進捗」モダンメディア61巻４号（２０１５年４月号）

※「海外でおたふくかぜ流行」を心配する意味がない「悲しい理由」とは
- Samie Gebers, *Hawaii typically sees 10 mumps cases a year. An outbreak has now sickened 100 times that* Hawaii News Now, June 22, 2018 at 6:18 PM HST - Updated August 13 at 5:40 PM
- WHO vaccine-preventable diseases: monitoring system. 2018 global summary
- 国立感染症研究所「おたふくかぜワクチンについて」（２０１８年６月26日閲覧）
- 国立感染症研究所「おたふくかぜワクチンに関するファクトシート」（平成22年７月７日版）

※「赤ワインで認知症が5分の1になる」のは本当？
・Orgogozo J.-M. et al., *Wine consumption and dementia in the elderly: a prospective community study in the Bordeaux area.* Rev Neurol（Paris）. 1997 Apr;153(3):185-92.

※がんで死ぬ人は、実は減り続けている
・「研究　欧米ではどんどん減っているのに　なぜ、日本人ばかりが「がん」で死ぬのか」講談社ウェブサイト「現代ビジネス」（２０１４年10月14日）
・OECD Data. Deaths from cancer.

※高齢ドライバーの事故は20代より少ない
・「高齢ドライバー　事故防ぐ対策急ぎたい」北海道新聞（２０１６年11月17日）
・警察庁交通局「平成29年中の交通事故の発生状況」

コラム
※「過労死ライン」は月80時間？　１００時間？　命を守る数字について知っておきたいこと
・厚生労働省通達「脳血管疾患及び虚血性心疾患等（負傷に起因するものを除く。）の認定基準について」基発第１０６３号（平成13年12月12日）、改正基発０５０７第３号（平成22年5月7日）
・「Ｑ５　過労死の認定基準はどうなっていますか。」独立行政法人労働政策研究・研修機構ＨＰ（２０１８年３月２日閲覧）

・厚生労働省「脳・心臓疾患の認定基準に関する専門検討会」報告書（平成13年11月16日）
・Shigeru Sokejima and Sadanobu Kagamimori, *Working hours as a risk factor for acute myocardial infarction in Japan: case-control study.* BMJ. 1998 Sep 19;317(7161):775-80.
・Markku Partinen et al., *Sleep disorders in relation to coronary heart disease.* Acta Med Scand Suppl. 1982;660:69-83.
・倉沢高志ほか「症例　高血圧患者の睡眠時間と脳心事故」内科　71(2)(428):349-352(１９９３年２月号)

第３章　病気予防の新常識　気になる病気の最新情報を知る

※「ノン・コレステロール」に意味はなかった？
・ANICHKOV, Nikolai Nikolaevich and CHALATOV, Semen Sergeevich, *Ueber experimentelle Cholesterinsteatose und ihre Bedeutung für die Entstehung einiger pathologischer Prozesse.* Zentbl. Allg. Pathol. Anat. 1913; 24:1-9.
・「タマゴとコレステロール―科学的根拠に基づいた知見―」
菅野道廣ほかタマゴ科学研究会（２０１５年６月12日発行）
・厚生労働省「日本人の食事摂取基準（２０１５年版）」
※ビールで血糖値は上がらない？　噂の真相は
・文部科学省「日本食品標準成分表２０１５年版（七訂）」

※カロリーゼロ飲料で脳卒中・認知症のリスクが高まる？
・Matthew P. Pase et al., *Sugar-and Artificially Sweetened Beverages and the Risks of Incident Stroke and Dementia: A Prospective Cohort Study.*
Stroke. 2017 May;48(5):1139-46.
・*DIGGING INTO THE LATEST STUDY ON DIET DRINKS*
The American Beverage Association. 2017 Apr 21.

※ぎっくり腰は「安静」にしたほうが痛みは長引く
・David A. Seminowicz et al., *Effective treatment of chronic low back pain in humans reverses abnormal brain anatomy and function.*
J Neurosci. 2011 May 18;31(20):7540-50
・「腰痛診療ガイドライン　２０１２」監修　日本整形外科学会／日本腰痛学会（２０１２年11月５日発行）

※認知症の３分の１は、予防できる？
・Gill Livingston et al., *Dementia prevention, intervention, and care.*
Lancet. 2017 Dec 16;390(10113):2673-734.

※１０００万人以上が該当？「難聴」が認知症のリスクに
・「JapanTrack2015調査報告」一般社団法人　日本補聴器工業会

・Hilary R. Davies et al., *Hearing Impairment and Incident Dementia: Findings from the English Longitudinal Study of Ageing.*
J Am Geriatr Soc. 2017 Jul 22.
・Frank R. Lin et al., *Hearing loss and cognition in the Baltimore Longitudinal Study of Aging.*
Neuropsychology. 2011 Nov;25(6):763-70.

※「ちょっと寝不足」は徹夜なみに脳の働きを衰えさせる
・Hans P. A. Van Dogen et al., *The cumulative cost of additional wakefulness: dose-response effects on neurobehavioral functions and sleep physiology from chronic sleep restriction and total sleep deprivation.*
Sleep. 2003 Mar 15;26(2):117-26
・Catherine F. Siegsukon and Lara A. Boyd, *Sleep enhances implicit motor skill learning in individuals poststroke.*
Top Stroke Rehabil. 2008 Jan;15(1):1-12.

コラム
※難聴予防！　耳を大切にするポイント
NHS Choices. Hearing Loss.（２０１７年８月５日閲覧）

第４章　ＳＮＳ時代の医療・健康情報との付き合い方
※デマや嘘ほど拡散される　ネット健康情報の実態とは

- Megha Sharma et al., Zika virus pandemic-analysis of Facebook as a social media health information platform.
  Am J Infect Control. 2016 Oct 21
- On Facebook, the most popular health posts may be the least accurate
  MARY BROPHY MARCUS. CBS NEWS November 4, 2016, 11:30AM
- 「フェイクニュースが民主主義を壊す　Facebookが助長したその実態」
  BuzzFeed News posted on 2016/11/23 06:01

※「毎年、温泉で1万5000人が亡くなっている」って本当？
- 「入浴関連事故の実態把握及び予防対策に関する研究：厚生労働科学研究費補助金循環器疾患・糖尿病等生活習慣病対策総合研究事業　平成25年度総括・分担研究報告書（2014年3月）
- 消費者庁ニュースリリース「冬季に多発する高齢者の入浴中の事故に御注意ください！」（2018年1月26日）

※「エッチをすると女性ホルモンは増える」は本当か？
- Ankita Prasad et al., *Sexual activity, endogenous reproductive hormones and ovulation in premenopausal women.*
  Horm Behav. 2014 Jul;66(2):330-8.
- Kim Wallen, *Sex and context: hormones and primate sexual motivation.*
  Horm Behav. 2001 Sep;40(2):339-57.

市川 衛 **いちかわ・まもる**

医療の「翻訳家」。NHKチーフ・ディレクター。メディカルジャーナリズム勉強会代表。京都大学医学部非常勤講師。2000年、東京大学医学部卒業後、NHK入局。医療・福祉・健康分野をメインに世界各地で取材を行う。2016年、スタンフォード大学客員研究員。ディレクターとして制作した主な番組に、NHKスペシャル「腰痛・治療革命」「睡眠負債が危ない」、ためしてガッテン「認知症！ 介護の新技で症状が劇的に改善する」など。著書に、『脳がよみがえる 脳卒中・リハビリ革命』(主婦と生活社)、『誤解だらけの認知症』(技術評論社)など。

ブックデザイン／岩間良平(trimdesign)

教養《きょうよう》としての健康情報《けんこうじょうほう》

「それ」本当《ほんとう》に信《しん》じていいですか？

2019年3月25日 第1刷発行

著 者 市川《いちかわ》 衛《まもる》

発行者 渡瀬昌彦

発行所 株式会社 講談社

〒112-8001 東京都文京区音羽2-12-21

電話 編集 03-5395-3529

販売 03-5395-4415

業務 03-5395-3615

印刷所 株式会社新藤慶昌堂

製本所 株式会社国宝社

ISBN978-4-06-514669-9